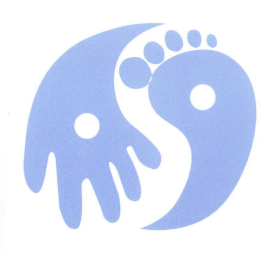

# 小児漢方治療入門

橋本　浩 著
八雲町熊石国民健康保険病院
小児科・内科

中外医学社

# はじめに

　平成元年の3月，私は花粉症に苦しんでいました．どんな薬を使っても，症状は改善しませんでした．ところが，小青竜湯を服用すると30分もしないうちに鼻水が止まり，鼻づまりもなくなりました．数日後，スギ花粉の飛散する様子がはっきり見えた直後，私は激しい痒みを眼に感じました．そこで，越婢加朮湯を1包内服したところ，20分もしないうちに眼の痒みはもちろん，浮腫と充血もさっと消退してしまいました．このような経験から，私は漢方薬に興味をもつようになり，たくさんの本を買いあさって読みました．そして，詳しい医師に出会うと，知りたいことを次々に質問し，教えていただきました．

　その甲斐があってか，10年もすると自分なりに自信をもって，いろいろな年齢の患者，つまり，乳児から高齢者まで，いろいろな疾患に漢方治療を西洋医学的治療と併用するようになりました．

　平成19年の春，私は上海の病院に勤務するようになりました．そこで，世界各国の医師と一緒に診療活動を行い，幹細胞移植に関与するなど様々な経験をしました．そして，当時は上海中医科薬科大学の内科講師をされていた王福波中医師など，多数の中医学の専門家の教えを仰ぐことができ，漢方医学と中医学には様々な違いがあることを知りました．そして，中医学家たちが西洋医学との融合・協業を目指していることを知り，中国の様々な分野の医学書を読み，それぞれの専門家に教えを請いました．こうして，私はいろいろな中医学の考え方を知り，「中国は漢方の本場だ」あるいは「中国には漢方薬の点滴もある」などという嘘をいう人々を信用しなくなりました．

　中医学では腹証と呼ばれる所見は考慮されません．腹証を重視するのは江戸時代に確立した和方という日本の伝統医学であり，それが明治時代になって日本政府に漢方医学と呼ばれるようになり，和方の薬は漢方薬と呼ばれるようになりました．したがって，必ず腹証を重視して処方する医師が，「小児疾患の中医学的治療をする」というのは，論理的に話が合いま

せん．随証療法という言葉も，日本語と中国語で表記が同じでも，その意味には本質的な違いがあります．

過去に出版された漢方薬の参考書の多くは，その辺りのことを意識せずに両者を混同していたり，両者に対立する考え方があるという事実を無視したもの，さらには，私からすればあり得ない話が書かれていたりするものすらあります．

そこで，私は，西洋医学を中心にした日常診療において，できるだけ多くの医師に漢方薬を有効に使ってもらいたいと思い，漢方医学と中医学の違いがわかりやすく部分の解説を含む，初心者向きの参考書を出したいと思いました．それを実現したものが，本書であり，難しい話をできるだけわかりやすく西洋医学の視点で理解できるように工夫をしました．少しでも多くの医師とその患者さんたちに役立てば幸いです．

最低でも，「漢方薬なんか効くわけがない」と頭ごなしに言い切って，効果がないことを科学的に証明しない低レベルに陥ってはいけません．

本書の基本的な構成は中国で出版されている中医学と西洋医学の融合医療の教科書をお手本にしています．しかし，その内容は中医学とは全く異なる日本の漢方医学と西洋医学の融合を目標とするものになっています．漢方医学を西洋医学的な視点で視ることを考えた理由は，その方が面白い話になると考えたからです．興味のない方にも興味を持ってもらえるように工夫したつもりです．また，「桂皮はシナモンである」という日本の間違った常識にもメスを入れています．

2018 年 新春

橋 本 　 浩

# 目次

はじめに

## 第1章 小児漢方総論

**1 小児漢方とその歴史** ……………………………………………… 1

    **コラム** 韓国の伝統医学——東方医学      3

**2 日本の漢方医学と中国伝統医学である中医学の違い** ………… 4

    **コラム** 甘過ぎるお茶      6

**3 小児の漢方医学的特徴と薬効別基本処方** ……………………… 7

  基本事項      7

  基本処方      9

  1. 免疫調整作用をもつ漢方薬の方剤      10

  2. 鎮咳作用や喀痰喀出作用のある漢方薬      11

  3. 消化機能改善作用をもつ漢方薬      12

    **コラム** 抗アレルギー作用をもつ漢方薬      13

  4. 水分代謝調節作用をもつ漢方薬      15

  5. 成長を助ける作用をもつ漢方薬      16

    **コラム** ステロイド様作用をもつ漢方薬      16

  6. 情緒安定作用をもつ漢方薬      17

**4 漢方薬の主な副作用** ……………………………………………… 18

**5 小児薬用量** ………………………………………………………… 19

    **コラム** 日本と中国との生薬の違い      21

**6 服薬指導** …………………………………………………………… 22

  1. 服薬へのモチベーションを高める      22

  2. 服用方法の工夫      22

  3. 母子同服      26

**7 適応外使用の問題** ………………………………………………… 27

    **コラム** 漢方エキス製剤の強みと弱み      28

## 第2章 小児の証のとり方

**1** 証と弁証・随証治療 ……………………………………………… 30

**2** 基本的な証 ……………………………………………………… 31
- 陰陽　31
- 虚実　32
- 寒熱　33
- 表裏　34
  - **コラム** 中医アロマセラピーや漢方アロマセラピーは
    実在し得ない　36

**3** 気血水とは？ …………………………………………………… 38
  - **コラム** 脳がない医学理論　40

**4** 身体診察所見から得られる証 ………………………………… 41
  1. 脈証（脈診によって知る証）　41
  2. 舌証（舌診によって知る証）　43
  3. 腹証（腹診によって知る証）　44

**5** 主な生薬の証 …………………………………………………… 47
  - **コラム** 中医学の基本的な考え方について　49

## 第3章 小児に使う主な漢方処方の方剤解説

- 安中散（あんちゅうさん）　50
- 温清飲（うんせいいん）　51
- 越婢加朮湯（えっぴかじゅつとう）　52
  - **コラム** おじさんの膝とおばさんの膝　53
- 葛根湯（かっこんとう）　54
- 加味逍遥散（かみしょうようさん）　54
  - **コラム** 蒼朮と白朮　56
- 甘麦大棗湯（かんばくたいそうとう）　57
- 桔梗石膏湯（ききょうせっこうとう）　57
- 桂枝湯（けいしとう）　58
- 桂枝加芍薬湯（けいしかしゃくやくとう）　58
- 桂枝人参湯（けいしにんじんとう）　59
- 桂枝加竜骨牡蠣湯（けいしかりゅうこつぼれいとう）　59

- 桂枝茯苓丸（けいしぶくりょうがん） 60
  - **コラム** 桂枝と桂皮とシナモン 61
- 啓脾湯（けいひとう） 63
- 呉茱萸湯（ごしゅゆとう） 64
- 五苓散（ごれいさん） 65
- 柴胡加竜骨牡蛎湯（さいこかりゅうこつぼれいとう） 66
- 柴胡桂枝乾姜湯（さいこけいしかんきょうとう） 67
- 柴胡桂枝湯（さいこけいしとう） 67
- 芍薬甘草湯（しゃくやくかんぞうとう） 68
- 十全大補湯（じゅうぜんたいほとう） 69
- 小建中湯（しょうけんちゅうとう） 70
- 小柴胡湯（しょうさいことう） 71
- 小青竜湯（しょうせいりゅうとう） 72
- 消風散（しょうふうさん） 73
- 真武湯（しんぶとう） 74
- 大建中湯（だいけんちゅうとう） 74
- 治頭瘡一方（ぢずそういっぽう） 75
- 中建中湯（ちゅうけんちゅうとう） 76
  - **コラム** 忍冬の話 77
- 人参湯（にんじんとう） 79
- 排膿散及湯（はいのうさんきゅうとう） 79
- 麦門冬湯（ばくもんどうとう） 80
- 半夏厚朴湯（はんげこうぼくとう） 81
- 半夏瀉心湯（はんげしゃしんとう） 81
- 半夏白朮天麻湯（はんげびゃくじゅつてんまとう） 82
- 補中益気湯（ほちゅうえっきとう） 83
- 麻黄湯（まおうとう） 83
- 麻黄附子細辛湯（まおうぶしさいしんとう） 84
- 麻杏甘石湯（まきょうかんせきとう） 85
- 抑肝散（よくかんさん） 86
- 六君子湯（りっくんしとう） 87
- 苓桂朮甘湯（りょうけいじゅつかんとう） 88
- 六味丸（ろくみがん） 88
  - **コラム** 中国の小児科と六味丸の使用状況 89

# 第4章　主な小児疾患に対する漢方処方

**1** 上気道炎・インフルエンザおよび急性気管支炎 ……………… 91
　　**コラム**　広告記事が載る日本の医学雑誌　　95
**2** 耳鼻咽喉科疾患 …………………………………………………… 96
　　・アレルギー性鼻炎　　96
　　・鼻副鼻腔炎　　98
　　・咽頭扁桃炎と扁桃炎　　100
　　**コラム**　中耳炎・反復性鼻出血・耳下腺炎と漢方治療　　102
**3** 嘔吐・下痢・胃腸炎 ……………………………………………… 103
　　**コラム**　大酒家をフォローできる漢方薬　　107
**4** 腹痛・便秘 ………………………………………………………… 107
**5** 気管支喘息 ………………………………………………………… 110
**6** 蕁麻疹 ……………………………………………………………… 113
**7** 湿疹・アトピー性皮膚炎 ………………………………………… 115
　　**コラム**　皮膚科でよく使われる方剤　　116
**8** 夜尿症 ……………………………………………………………… 119
**9** ネフローゼ症候群 ………………………………………………… 121
　　**コラム**　慢性糸球体腎炎　　122
**10** 浮腫・脱水・熱中症 ……………………………………………… 122
**11** 起立性調節障害 …………………………………………………… 125
**12** 不整脈 ……………………………………………………………… 126
**13** 夜泣き・夜驚症・チック ………………………………………… 127
**14** 過換気症候群 ……………………………………………………… 130
**15** 痙攣・てんかん …………………………………………………… 132
**16** 神経性食思不振症・摂食障害 …………………………………… 134
**17** 不登校・家庭内暴力 ……………………………………………… 135
**18** 発達障害 …………………………………………………………… 136
**19** 重症心身障害児 …………………………………………………… 138
**20** 肥満・糖尿病 ……………………………………………………… 141
**21** 冷え症 ……………………………………………………………… 142
**22** 小児悪性腫瘍 ……………………………………………………… 143
**23** 整形外科疾患・成長痛 …………………………………………… 144
**24** 急性肝炎・慢性肝炎 ……………………………………………… 145

**コラム** 中国での利巴韦林（リバビリン）の使われ方　　147

**25** 外科疾患 ……………………………………………… 147

**26** 思春期の生理痛・婦人科疾患 …………………………… 149

**27** 泌尿器科疾患 …………………………………………… 150

**28** 眼科疾患 ………………………………………………… 152

**コラム** 小児救急における漢方治療と医師としての心得　　153


参考文献 ……………………………………………………… 156

索引 …………………………………………………………… 160

# 第1章

# 小児漢方総論

　漢方薬が使われることがある主な小児疾患について，各疾患に関する基本事項および西洋医学的治療と漢方治療について解説しています．また，補助的な解説や余談を記載する事項については，コラムを作成しました．漢方薬は西洋薬と併用することもあります．

## 1　小児漢方とその歴史

　中国から日本に医学が伝わり始めたのは4世紀後半のようですが，7世紀の遣唐使や遣隋使の時代に中国の医学書が数多く伝来し，本格的に日本独自の医学として漢方医学が発展したのは江戸時代であるといってよいようです．

　中国では，古代から"子どもはおとなを小さくしたものではない"という発想があったと考えられる文献が3世紀の終わりに制作された「脈経（みゃくきょう）」という医学書の一部に認められ，4世紀の「肘後源候論（ちゅうごびきゅうほう）」，5世紀の「小品方（しょうひんほう）」，6世紀の「集験方（しゅうけんほう）」などに書かれ，それらは遣隋使にも影響を与えたと考えられる610年に編纂された「諸病源候論（しょびょうげんこうろん）」の小児編などにまとめられたと考えられます．

　最初の小児科専門書は，印刷が行われるようになった宋代の1119年に編纂された「小児薬証直決（しょうにやくしょうちょくけつ）」であるとされています．その後，いくつかの小児科専門書が刊行されましたが，金・元の時代には小児科専門書といえるものは見当たらないようです．明代に入ると1555年に小児科専門書である「保嬰撮要（ほえいさつよう）」が書

かれました.

　中医医学を参考に日本で初めて小児科に関する記載がなされたのは, 984年に丹波康頼（たんばやすより）によって記された「医心方（いしんぽう）」の第30巻であるとされ, この「医心方」は現存する日本最古の医学書です. 鎌倉時代には僧侶による宋医学の輸入が盛んになり, 小児科書として「万安方（まんあんぽう）」が梶原性全（かじわらしょうぜん）によって記されました. 室町時代には明代の医学が輸入されました. 明代の医学を学んだ曲直瀬道三（まなせどうざん）が1568年に書いた「遐齢小児方」（かれいしょうにほう）が日本最古の小児科専門書であると考えられています. 江戸時代は, いくつかの小児科専門書が出版されましたが, その内容にはあまり進歩はないと考えられています. 江戸時代末期の産科医であった片倉鶴陵（かたくらかくりょう）が「保嬰須知（ほえいすち）」を出版するまでは, 小児科領域での新しい治療法は発表されなかったようです.

　江戸時代に初めて日本に入ってきたオランダ医学を中心とする西洋医学を蘭方と呼び, 日本で発展した医学を和方と当時は呼んでいました. 明治時代になって, 和方のことを漢方と呼ぶようになったのは, 明治新政権における西洋医学の推進政策を実現するために官僚が漢方という言葉を用いたことが, その原因です.

　その後, 西洋医学を専攻する医師が日本の医療界のメインストリームを占めて, 現在に至るわけです. しかし, 西洋医学を学んだ明治時代の医師である和田啓十郎（わだけいじゅうろう）が漢方医の元で修練を積み上げ「医界之鉄堆（いかいのてつつい）」を発表し, これに感銘を受けた湯本求真（ゆもときゅうしん）は漢方医学を学んで昭和2年に「皇漢医学（こうかんいがく）」を出版しました. この本が, 今日の日本における漢方医学発展の礎を築く原動力になったといわれており, 大塚敬節（おおつかけいせつ）をはじめとする湯本求真の門下生たちが昭和における漢方医学を発展させてきました. その流れは, 今日まで続いています.

　古代中国からある"子どもはおとなを小さくしたものではない"という西洋医学と同じ発想は, 現代の漢方医学の世界でも脈々と生きています. つまり, 成長・発達過程にある小児特有の病態に適した漢方薬の使い方

が，小児漢方治療の真髄なのです．特に，漢方エキス製剤が昭和42年に保険適応の承認を受けて以降，多くの小児科医が西洋医学的な視点から漢方薬の有用性を検討するようになり，いくつものエビデンスが積み上げられるようになりました．もはや，データを示すことなく「漢方薬は効かない」と決めつけることは科学的ではないと断言できる時代になっています．アメリカでは，ツムラ大建中湯の臨床試験が実施されており，間もなく市販される見込みだというアナウンスもあるほど，日本の漢方エキス製剤に関する様々な科学的研究は進んでいるのです．

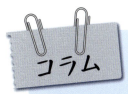

## 韓国の伝統医学――東方医学

　古代中国から伝わった中医学に古代朝鮮半島の医学が複合して高句麗や新羅を中心に当時の朝鮮半島における医学の基礎が出来上がったと思われます．

　ドラマ「宮女チャングムの誓い（中国名：大長今）」でも見られるように中国の中医学と同様に医食同源の考え方を重視し，生薬の効果を個別に評価しながら，主作用と副作用および副作用の予防を考えた方剤作りを重視した伝統医学として発展したという点では，中医学と似ている部分が少なくないようです．

　日本で難波薬師（なにわのくすし）として知られる徳来（とくらい）は高句麗の人であったと伝えられており，日本の伝統医学の初期に大きな影響を与えたことが考えられます．朝鮮半島の伝統医学である東方医学は韓医学とも呼ばれますが，その完成の基礎となったのは李氏朝鮮時代の許浚（ホ・ジュン）が編纂したとされる「東医宝鑑」であるといわれています．古代からの朝鮮半島の伝統医学が，彼によって体系化されたと考えられます．

　現代の韓国では，1952年に制定された国民医療法によって東方医学は韓医学と呼ばれ，全国の大学に韓医学部が設置され，統一した教科書が使用され，韓医師として国家試験が行われています．西洋医学を学ぶ医師と伝統医学を学ぶ医師が同等の立場として併設されている点は，中国と同じです．

　中国の中医科薬科大学では，中医学の教科書を全国共通にしていますが，実際には各地に様々な伝統的流派の専門家が存在し，その流派間の意

見の違いも分野によってかなり大きいことがあります．そのため，中医科大学を卒業して国家試験に合格して中医師になっても，各地の専門家に弟子入りして修行を重ねる中医師も少なくありません．ちなみに，私の知人でもある江南の楊一門の総代表である楊女史は，ベジタリアンです．もちろん，肉食中心で糖質制限食を推奨する中医師もいます．

日本では，漢方医学の統一された教科書はなく，"おそらく統一は不可能だろう"という意見が優勢のように思えます．日本の漢方医学は，中医学や韓医学が様々な程度に漢方医学に混在しており，しかも個々の漢方医がそれをきちんと自覚していないことが少なくないのが現状であり，"漢方の伝え方は様々でよい"という医師もたくさんいますから，無理もないことなのかもしれません．

## 2 日本の漢方医学と中国伝統医学である中医学の違い

日本の伝統薬である漢方薬は，様々な生薬が配合された合剤として使用されることが多く，特定の生薬を定められた割合で配合して作る方法が定められている合剤を"方剤（ほうざい）"と呼びます．中国の伝統薬である中薬として最初に方剤が作られたのは，二千年以上前のことだといわれています．

日本の伝統医学である漢方医学と中国の伝統医学である中医学は，古代中国の「皇帝内経（こうていだいけい）」，「神農本草経（しんのうほんぞうきょう）」，「傷寒論（しょうかんろん）」，「金匱要略（きんきようりゃく）」などの記載を基本原則として診断と治療を行い，これらの古典に記載されている方剤を使用することは，共通に行われています．

しかし，日本の漢方医学は方剤を全体として考え，方剤を利用することが多い傾向があるのに対し，中医学は個々の生薬の作用を単体で考える傾向が強く，単独の生薬を使った治療が行われることも少なくありません．

患者の病態に基づいて，個々の患者ごとに生薬を組み合わせる処方を重視する傾向も中医学に強くみられます．日本の漢方医学では，個々の患者がどの方剤の証をもっているかという点が重視されるという意味で，考え方が中医学とは異なるのです．そのため，日本にはない方剤や生薬が中医

学ではしばしば使用されます．逆に，葛根湯のように日本で頻用される方剤が今日の中国ではかなり稀か，まったく使用されない方剤であるという例もあります．

　漢方医学と中医学で最も大きく異なる部分は，中医学が理論を重視する傾向が強く，時には哲学的になることがあるのに対して，漢方医学では実際の治療に役に立たない考え方は捨て去るという徹底的な実利主義の立場にあるというところです．漢方医学も中医学も証に合わせた随証治療を行いますが，漢方医学の随証治療は方証相対（方剤と証の関係を重視し，両者が双方向性に一致するものが著効するという考え方）であるのに対し，中医学のそれは弁証論治（弁証論という診断のための理論による治療）と呼ばれており，異質の医学体系になっています．

　漢方医学の実利主義の傾向は，江戸時代に明確になったと考えられ，中医学にはない腹証と呼ぶ日本の漢方医学独自の腹部診察法とその所見を重視するようになったのも江戸時代のことです．昔も今も中国の中医学に従事する中医師は，日本の漢方医と違い，患者の腹部には指一本触れませんから，証の考え方も日本と中国では違いがあっても不思議ではありません．

　そういう意味で，江戸時代に中医学から完全に分派した和方という日本独自の医学が，明治時代になって漢方医学と呼ばれるようになったと理解するのが正しいと思います．

　また，現在では日本では方剤はエキス製剤が圧倒的に普及しているのに対し，中国では煎じ薬が今でも処方される中薬の 60 ％以上を占めているという大きな違いがあります．日本ではエキス製剤に乳糖が調味用として加えられますが，中国ではエキス製剤に大量の蔗糖も加えられるという点も大きな違いです．そして，実際の臨床で使用される生薬の種類は中医学の方がかなり多いという違いもあります．

　いずれにせよ，中国には漢方薬はなく，漢方薬はあくまでも日本の伝統治療薬であるという認識が正しいといえます．つまり，「中国は漢方薬の本場だ」という台詞は，漢方医学や漢方薬をよく知らない人がいうことなのです．

　そして，現在の日本の漢方薬は，多くはエキス製剤として作られた方剤として処方されることが最も多くなっています．

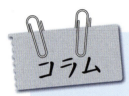

## コラム 甘過ぎるお茶

　「良薬は口ににがし」という日本の有名な言葉がありますが，中国では本文にも書いていますように，たっぷりと蔗糖が入っており，かなり甘くなっている中薬エキス製剤が複数市販されています．液剤の中薬も多数販売されており，1本10mL以下の小容量の液剤は一般的に強い苦味がありますが，金銀花（スイカズラの花蕾）のエキス製剤は甘味料で甘く味付けされている製品が多く，成人は1本500mLの瓶入り製剤を1日1本，2〜3回に分割して内服し，小児は1本20〜30mLの小瓶を年齢に応じて1日2〜10本程度内服します．金銀花は抗炎症薬・抗毒剤（抗ウイルス・細菌薬）として使用されています．日本ではスイカズラから作る忍冬（にんどう）という生薬として，治頭瘡一方（ぢずそういっぽう）という顔や頭部の湿疹や化膿性皮膚炎に処方されることがある方剤に含まれています．

　中国の甘い飲み物は，これらの中薬だけではなく，お茶もあります．つまり，ウーロン茶も緑茶もほうじ茶もすべて，加糖・微糖・無糖の3タイプがあり，微糖ですらかなり甘いのです．加糖となると，甘すぎて飲める日本人はいないのではないかと思うほど甘く，私には飲めませんでした．しかも，中国人は日本人ほどお茶を多く飲みません．ウーロン茶を飲むのも福建省の一部の人々だけで，他の地方ではさほど愛飲者は多くありません．また，竹の若い芽茶やジャスミン茶なども愛飲する人がいますが，どのお茶も"ちょっとしたぜいたく品"という感覚をもつ人が少なくないようです．

## 3 小児の漢方医学的特徴と薬効別基本処方

### 基本事項

漢方では，元気で活力のある体質とそれに関連した症状や所見のある患者を実証と判定し，その反対に虚弱な体質とそれに関連した症状や所見のある患者を虚証と判定します．実症型（タイプ）・虚証型（タイプ）という表現を使う専門家もいます．

生命力あるいは活力を"気"（き）という言葉で表現し，生命力が弱っている情況・病態を"気虚"と表現することもあります．

また，普段の体質が実証か虚証かどうかということと，病気になった時の病態が実証か虚証かということを別のものとして考えた方が，よりよい漢方治療ができると考えられています．病気の場合の「実」は充実と過剰を意味し，「虚」は衰え，不足あるいは欠損を意味するとわかりやすいのではないかと思います．例えば，感染症でインターフェロン1αが過剰産生されて高熱が出るのは過剰反応であると考え，実証であると判定します．反対に，熱はなくても元気がなく食欲も落ちている場合には虚証であると判定します．小さな子どもが急性扁桃炎で39℃の発熱があっても待合室ではしゃいでいることは小児科外来では珍しいことではありませんが，そのような子どもたちは実証であると判定できます．

実証か虚証の判定は，表1のように，胃腸症状が少ないか，頻繁に認

---

**表1 漢方的所見から見た小児の特徴**

①小児疾患には内服が可能ならば，漢方薬で効果が得られる疾患が多い
②小児は体格小さくても胃腸が丈夫な実証タイプが多い
③胃腸が弱く下痢や便秘，腹痛など消化器症状が普段から多い子は虚証が多い
④疾患があっても活気があれば実証であると判断できる
⑤疾患が重篤ではなくても疲弊しやすければ虚証である
⑥小児に特徴的な腹部所見がある
⑦皮膚や眼，歯肉，舌などの粘膜の乾燥や湿潤の程度で水分バランスがわかりやすい
⑧瘀血（おけつ）と呼ばれる血流が停滞する病態である末梢循環不全は少ない
⑨麻黄が含まれる方剤が多く使われ，附子が入った方剤はあまり使われない

められる傾向があるか，などの問診で得られる情報を基に行うことも可能
です．また，待合室や診察室での子どもの表情や動作などの観察によって
も実証か虚証かの判断が可能です．

もっと簡単に表現すれば，疾患に対する抵抗力があるのが実であり，疾
患に対する抵抗力が衰えているのが虚であるということになります．

漢方用語では，腹部の触診で季肋部に圧痛があることを胸脇苦満といい
ますが，小児では圧痛ではなく，季肋部に触れると極端にくすぐったい
（こそばい）と言って笑い転げることがあります．このような反応を小児
独自の胸脇苦満であると考え，圧痛かくすぐったいという反応が認められ
る場合は，「柴胡剤」と呼ばれる漢方薬に分類されている方剤の適応があ
ると考えます．小児で圧痛を示す胸脇苦満は稀であり，もしもあれば有意
であると考えられるとする説もあります．

また，くすぐったいという反応が，腰背部まで広がっている場合は虚
証傾向があるとされ，この所見に加えて腹部全体が平坦・軟で腹直筋の筋
緊張が弱い場合には明らかな虚証であると考えられます．これらの場合に
は，「建中湯証」として小建中湯や大建中湯という方剤が効果的である可
能性があるといわれています．

くすぐったいという反応があり，腹直筋が緊張している場合は，「抑肝
散」という方剤が効果を示す可能性があるといわれています．

さらに，成人に較べて皮膚や粘膜の見た目の所見から脱水傾向や浮腫な
ど水分バランスの異常を察知しやすく，飲水行動や痰や鼻汁の性状から
「利水薬」と呼ばれる水分代謝調節薬に分類される方剤の適応の有無を判
断しやすいことが知られています．

また，漢方薬が効果を示すには時間がかかるというイメージがあるよう
ですが，実際には即効性を示す場合も少なくありません．それは，中国の
中薬にも当てはまります．

なお，一人の患者に同時に複数の疾患がある場合，漢方医学では明確な
治療指針が決まっています．それは，次の表2のようにまとめることが
できます．

| 表2 | 複数の疾患がある場合の漢方治療指針 |

1) 新しい疾患をまず治療し，その軽快後に古い疾患を治療する
2) 虚と実の証が混在している場合は，まず虚に対応する
3) 表と裏がどちらも虚を示す場合には，表裏を同時に治療するか，裏を先にする
4) 虚実が混じって判定が困難な場合は，明らかな中間証ではない場合，虚とする
   (※「表」は体の表面，「裏」は体の内部という意味)

## 基本処方

　次の表3のように，小児には漢方医学的病態生理上，6つの特徴があり，それに対応した方剤が選ばれることが多くなります．

　それぞれの特徴に対応する薬剤の代表，つまり，薬効別基本処方と呼べる方剤を列挙すると，次のようになります．もちろん，証を根拠に方剤を選びます．なお，以下の項目を読んで気づかれることと思いますが，一つの方剤が複数の作用をもっていることも少なくなく，一つの方剤で複数の問題を同時に解決できることもしばしば経験されます．

| 表3 | 漢方医学的病態生理における小児の主な特徴 |

(1) 発熱しやすく，それに伴って痙攣や意識障害が観られやすい
　　→免疫調整作用をもつ漢方方剤が選ばれる
(2) 呼吸機能は発達途上にあり，機能低下を生じやすい
　　→鎮咳作用や喀痰喀出作用のある漢方方剤が選ばれる
(3) 消化機能は発達途上であり，機能低下を生じやすい
　　→消化機能改善作用をもつ漢方方剤が選ばれる
(4) 水分バランスが崩れやすい
　　→水分代謝調節作用をもつ漢方方剤が選ばれる
(5) 成長・発達に支障を生じやすい
　　→成長を助ける作用をもつ漢方方剤が選ばれる
(6) 興奮しやすく，精神的に不安定になりやすい
　　→情緒安定作用をもつ漢方方剤が選ばれる

## 1. 免疫調整作用をもつ漢方薬の方剤

　中国で後漢時代に書かれた『傷寒論』は急性感染症に対する治療ガイドラインで，免疫調節作用や抗炎症作用をもつ薬の使い方を時間経過や証を基準に示した書物です．そのガイドラインをざっくりと利用するだけでも，それなりの漢方治療が可能です．ここでは，それをさらに簡略化したものを示します．

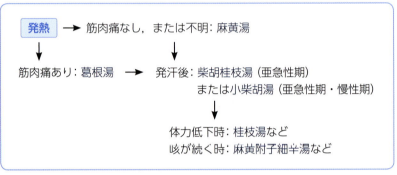

図1　小児のインフルエンザ・上気道炎の漢方治療基本パターン

　インフルエンザや普通感冒（上気道炎）の初期で患児が高熱という実証を示す時期には麻黄湯（まおうとう）がファーストチョイスの方剤であり，高熱に筋肉痛や関節痛を伴う場合には葛根湯（かっこんとう）を処方します．これらは，半日から2日程度使うことが多く，背中に汗をかくようになると急性期後期で実証と虚証の中間である中間証の時期に入ったと考え，柴胡桂枝湯（さいこけいしとう）や小柴胡湯（しょうさいことう）に変更し，完全に解熱して症状が残る時は，その症状に対する対症療法的な方剤や体力を回復させるための方剤に変更する，という考え方で治療を行います．体力低下時には桂枝湯（けいしとう）など，解熱後も咳が続く場合は，麻黄附子細辛湯（まおうぶしさいしんとう）などを処方します．体力があまり強くない子どもでは，初期から麻黄附子細辛湯を処方することもあります．また，この方剤は軽症の普通感冒に対する第一選択薬として処方されることもあります．体力が低下している患者に対して，桂枝湯

（けいしとう）と麻黄附子細辛湯（まおうぶしさいしんとう）を等量ずつで併用することもあります.

　なお，ここで紹介した方剤はどれも健康保険上でインフルエンザや普通感冒に対して適応があります.また，小児では急性期でも柴胡桂枝湯が効果的なことも少なくなく，どの方剤を処方するか迷った時は，この方剤を処方するのもよいでしょう.

　一方，慢性炎症や反復性感染である反復性扁桃炎や反復性中耳炎，肛門周囲膿瘍などには急性感染症とは異なる方剤を選びます.

　つまり，症状の間欠期は，症状が強い実証よりも虚証に近い中間証（虚実の中間でどちらとも決められない病態）にあると考えて小柴胡湯や柴胡桂枝湯を選びます.炎症が落ち着いて症状や病態が虚証化した時期には，体力を増強することで二次的に再発・反復・増悪を阻止することを期待して体力を増強する作用のある方剤が選ばれます.たとえば，補中益気湯（ほちゅうえっきとう）や黄耆建中湯（おうぎけんちゅうとう）あるいは十全大補湯（じゅうぜんたいほとう）が選ばれることが多くなります.

　また，急性増悪の際には実証が再燃したと考え，抗炎症作用が強いとされる方剤が選ばれます.この場合，慢性あるいは反復性扁桃炎など慢性上気道炎症の急性増悪には桔梗石膏湯（ききょうせっこうとう）が選ばれることが多いのですが，化膿性病変の場合には排膿散及湯（はいのうさんきゅうとう）が選ばれることが多くなります.

## 2. 鎮咳作用や喀痰喀出作用のある漢方薬

　呼吸機能を改善させる薬，特に呼吸中枢を刺激する薬剤や気管支拡張剤は西洋薬の方が優れています.しかし，鎮咳薬となると西洋薬にはエビデンスが十分にあるといえる薬剤はなく，WHO によっても鎮咳薬として蜂蜜の投与が1歳過ぎから推奨されているほどです.漢方薬には独特の鎮咳作用をもつものがあり，いくつかの方剤にはエビデンスが見出されています.代表的な方剤をここで紹介します.

● 小青竜湯 (しょうせいりゅうとう)

　　実証から中間証の子どもに使えます．去痰作用が認められており，薄い白色痰が多い場合に有効です．また，アレルギー性鼻炎の鼻炎症状の改善に有効であるというエビデンスもあります．やや苦味・渋味が強い味です．

● 麻杏甘石湯 (まきょうかんせきとう)

　　抗炎症作用と去痰作用が強く，黄色い痰が多い場合に有効です．健康保険上では，気管支喘息に対する効果が認められています．

　　なお，気道分泌物が多い小児では，小青竜湯と麻杏甘石湯を併用することで，強い鎮咳去痰作用が得られることも知られています．

● 麦門冬湯 (ばくもんどうとう)

　　気道分泌物を増加させる作用と鎮咳作用があり，痰が切れにくい乾いた咳によく効くとされますが，気管支炎や喘息あるいは慢性咽頭炎などによる遷延性咳嗽にも効果があることが知られています．

● 柴胡桂枝湯 (さいこけいしとう)

　　神経質であること，心気的であることが関与してインフルエンザや普通感冒のあとに咳が長引いている中間証よりも虚証よりの子どもに使うと咳が軽くなることがある方剤です．

● 麻黄附子細辛湯 (まおうぶしさいしんとう)

　　微熱，悪寒，全身倦怠感，高血圧はないか低血圧で頭痛があり，四肢に冷感があるか，めまいがあるという虚証の傾向が強い子どもや高齢者などに処方される方剤です．感冒と気管支炎に健康保険適応が認められています．この場合，感冒とは普通感冒と流行性感冒（インフルエンザ）であると考えられます．体力があまりない子どもの微熱と倦怠感が目立つ風邪の治療薬として覚えておくと便利だと思います．

## 3. 消化機能改善作用をもつ漢方薬

### 1) 消化管に直接的に作用して効果を示す方剤

● 五苓散 (ごれいさん)

　　急性胃腸炎の初期に出現する嘔吐に対して，経腸投与（お湯に溶かして注腸するか，院内調製の坐剤として投与する）によって，即効性を示

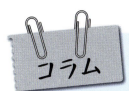

## コラム　抗アレルギー作用をもつ漢方薬

　抗アレルギー作用をもつ漢方薬として小青竜湯は古くからI型アレルギー反応を抑制することを示すエビデンスがある有名な方剤ですが，他にも柴朴湯（さいぼくとう）は喘息に対する抗アレルギー薬としてのエビデンスがあり，成人や年長児を中心に発作予防薬としてよく処方されます．柴朴湯に麻杏甘石湯の効果を併せもつ神秘湯（しんぴとう）は小児の軽症〜中等症の喘息発作にしばしば処方されます．神秘湯がよく効く子どもの発作予防に柴朴湯が使われることは，自然な考え方だと思われます．柴朴湯には，I型およびIV型アレルギー反応を抑制することを示すエビデンスが知られています．呼吸困難感を訴える心気的な子どもには神秘湯と柴胡桂枝湯を併用すると効果的なことがあります．

　アレルギー性結膜炎に対して劇的な効果を示すことが知られている越婢加朮湯（えっぴかじゅつとう）という方剤は，咳は少なく高熱と咽頭痛がある急性咽頭炎の急性期に内服すると効果的です．また，この方剤は熱感と腫脹を伴う実証タイプの関節痛・関節炎にも効果があることが知られています．これは，一つの方剤が様々な疾患・病態に対して有効性を示すことの典型的な例であるといえます．

すこと（橋本浩．漢方医学．2001；25：73）や小児の感冒性胃腸症に伴う下痢や嘔吐に有効（橋本浩．漢方医学．2001；25：178）が知られています．本来は内服薬であり，1回1包を1〜2回，お湯に溶かして冷ましてから，あるいは冷たく冷やして内服させます．熱いうちに内服するよりも，冷ましたり冷やしたりする方が服用性は良くなります．

　また，五苓散と小柴胡湯の合剤である柴苓湯も急性胃腸炎や感冒性胃腸症の嘔吐や下痢の治療薬として有効であり，抗炎症作用がある柴苓湯は五苓散の投与症例よりも炎症が強い症例に対して処方すると有用であると考えられます．

● 六君子湯（りっくんしとう）

　胃の蠕動運動を改善し，食欲不振や胃食道逆流現象を改善するエビデンスやメカニズムが解明されている（Kawahara H, et al. Pediatr

Surg Int. 2009; 25: 987) 方剤です．胃腸炎の回復期における食欲不振にも使われます．

●真武湯（しんぶとう）●人参湯（にんじんとう）

　　五苓散は急性胃腸炎の急性期の下痢や感冒性胃腸症の水様性下痢（水瀉性下痢）に有効ですが，真武湯と人参湯は急性胃腸炎の下痢が遷延した場合や虚弱な子どもの慢性的な下痢に有効です．

●啓脾湯（けいひとう）

　　器質的疾患がない下痢をしやすい子どもの整腸剤として下痢に対して使用されることがあります．上記の下痢に対する薬剤に較べて作用は穏やかです．

●桂枝加芍薬湯（けいしかしゃくやくとう）

　　腹痛を伴う感冒性胃腸症の下痢に用いられ，嘔気と下痢が続く体力の低下がある子どもには半夏瀉心湯が使われることもあります．

●大建中湯（だいけんちゅうとう）と小建中湯（しょうけんちゅうとう）

　　いずれも胃腸を温める作用と腸管の蠕動運動を亢進させる働きがあり，便秘に使用します．大建中湯は消化器外科領域で術後イレウスの予防や治療に有効であるというエビデンスがあり，強力な便秘薬です．小児には小建中湯が第一選択であり，この2つを等量ずつ混ぜ合わせたものを中建中湯（ちゅうけんちゅうとう）と呼び，小建中湯の次に選択すべき小児用便秘薬であると考えることもできます．

　　なお，小建中湯は桂枝加芍薬湯と同様に，反復性臍疝痛や過敏性胃腸症などにも処方されることがあります．

## 2) 間接的に消化管機能を改善すると考えられている方剤

●補中益気湯（ほちゅうえっきとう）

　　一般的な小児に対して処方されることはあまりありませんが，全身倦怠感や疲労感が著しい虚弱な情況，抗がん剤治療後の食欲不振を伴う体力が低下した情況や緩和ケアにおける体力の維持・向上を必要とする情況などでも処方される方剤で，良好な効果が認められることがあります．

●小建中湯

　食事摂取量が少ない，反復性腹痛をしばしば訴える，寒がりで軟便傾向がある活気がない子どもの起立性調節障害など自律神経機能不全が考えられる場合にしばしば処方される方剤です．幼児や小学生によく使います．

●六君子湯

　胃に対する直接作用のほか，水分代謝調節作用で消化管機能を改善します．

## 4. 水分代謝調節作用をもつ漢方薬

　人体の構成成分で約 60 ％と最も多い水の過剰や不足は，健康に大きな影響を与えます．特に小児は水分が 70 〜 80 ％を占め，水毒（すいどく）と呼ばれる水分代謝の異常の影響が大きいと考えられています．症状としては，浮腫，嘔気・嘔吐，下痢，脱水，乏尿，多尿のほか，髄膜の浮腫による頭痛や気道粘膜の浮腫や分泌物の増加を伴う喘息も水毒による症状であると考えられています．

　既述のように，漢方では，水分代謝調節作用をもつ，つまり，水毒を抑制する漢方薬の生薬と方剤を利水剤と呼んでおり，その中でも代表的な方剤である五苓散や柴苓湯は作用メカニズムが科学的に明らかにされています．ここでは，主な利水剤とその代表的な用途を示します．

●五苓散

　急性胃腸炎や水瀉性下痢の初期，脳外科における術後脳浮腫に使用されることが多いほか，気圧の変化の影響を受ける頭痛などにも有効性が認められています．脳梗塞後の脳浮腫によると考えられる神経症状の改善にも有効です．小児でも脳梗塞は起こり得るので，このことを知っていると役立つかもしれません．

●苓桂朮甘湯（りょうけいじゅつかんとう）

　朝起きるのが苦手で倦怠感が強い起立性調節障害をもつ小学生や中学生に処方されることが多い方剤です．

●半夏白朮天麻湯（はんげびゃくじゅつてんまとう）

　めまい，食欲不振が前景に出てくるタイプの起立性調節障害のある高

学年小学生，中・高校生に処方されることが多い方剤で，男子よりも女子に使うことが多い傾向があるようです．

　起立性調節障害に対する治療薬として，苓桂朮甘湯と半夏白朮天麻湯を体力の有無で使い分けることは難しく，一方が無効なときはもう一方を使う，という既述をしている理論小児漢方の書籍もあります．胃腸症状が目立つ子には小建中湯を使います．

### 5. 成長を助ける作用をもつ漢方薬

　1119年に編纂された世界最古の小児科書「小児薬証直訣」には，生まれつき虚弱な子どもの健康維持，成長・発達を促進するための方剤として六味丸（ろくみがん）が記載されており，現代でも使用されることがあります．この方剤は虚証を目標にしたものであると考えることができ，胃腸機能の脆弱を示す小児には六君子湯や小建中湯などの消化管機能改善剤を併用することもあります．

　日本の漢方治療では，六味丸は，てんかんなどの慢性疾患により活動性

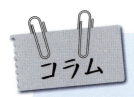

## ステロイド様作用をもつ漢方薬

　漢方薬の方剤である柴苓湯（さいれいとう）は，五苓散（ごれいさん）と小柴胡湯を合わせた方剤で，五苓散がもつ水分調節作用と小柴胡湯がもつ抗炎症作用の両方をもっていると考えられます．そして，すでに多くのエビデンスがあるように，柴苓湯はステロイド様作用をもち，ネフローゼ症候群に対するステロイド療法の効果を増強し，副腎皮質ホルモン製剤であるステロイド剤の使用量を減量することに役立ち，ステロイド剤の副作用を軽減させることが可能であることが知られています．

　さらに，耳鼻科領域では，メニエール病に対する柴苓湯と五苓散の投与はエビデンスのある本質的な治療法であると今日では考えられています．つまり，メニエール病の病態である内リンパ水腫という水の異常を改善することが，その作用メカニズムであると考えられており，多くの耳鼻咽喉科医が実地臨床で使用しています．

が低下している子ども，下半身が冷えて夜尿症がある虚弱児などにも処方されます．

ネフローゼ症候群や自己免疫疾患に伴う腎障害にも六味丸が処方されることがありますが，これらに対する有用性を示すエビデンスは現時点ではありません．

ただし，わが国の保険診療では，六味丸は排尿困難・頻尿・むくみ・かゆみに対してのみ保険適応が認められているに過ぎません．

## 6. 情緒安定作用をもつ漢方薬

大棗（たいそう）などの生薬やいくつかの方剤は，情緒安定作用，精神安定作用があることが知られています．これらの方剤は情緒安定作用のほかに胃腸機能改善作用など他の作用をもつものも多く，眠気などの副作用も少なく，小児や高齢者に適していると考えることができます．副作用の問題を主な理由として小児に対して使いづらい向精神薬ないし抗精神病薬の代替として，精神・心理の問題が関与する病態にある子どもに対して，これらの漢方薬は比較的使いやすい薬剤であると思われます．

ここでは，小児に対して頻用される代表的な方剤を紹介します．

### ● 抑肝散（よくかんさん）

鎮静作用のほか，血流促進作用がある．胃腸の弱い人向けとして，日本で改良を加えたものが抑肝散加陳皮半夏です．抑肝散は，高齢者の認知症の周辺症状であるせん妄や興奮などに効果があり，認知症という病名でも保険適応が認められることが多くなっています．てんかんや自閉スペクトラム症でイライラが激しい子どもに効果的であることが知られています．

### ● 甘麦大棗湯（かんばくたいそうとう）

ナツメ（大棗）と小麦と甘草から構成される方剤です．小麦アレルギーのある子どもには，不適切です．抗不安作用や消化機能改善作用があります．夜驚症や夜泣き，ひきつけ，疳の虫に保険適応がありますが，メーカーによって適応となる病名が若干異なることがあります．夜泣きがあって睡眠が障害される場合に良い適応があるとされ，そのような症状をもつ自閉スペクトラム症の子どもにも有効なことがあります．

この薬剤はセロトニン濃度を上昇させるという研究報告もあり，成人にも使用可能な方剤です．不安が強い自閉スペクトラム症や注意欠如多動症の患児や不安が強い認知症の高齢者にも有効です．

● 柴胡加竜骨牡蠣湯 (さいこかりゅうこつぼれいとう)

情緒安定作用，鎮静作用，抗不安作用のほか，抗炎症作用があり，てんかんやヒステリー，夜泣きのほか，神経性心悸亢進症，高血圧症，動脈硬化症，慢性腎臓病などに保険適応がありますが，製薬会社によって適応症にいくらかの違いがあります．

## 4　漢方薬の主な副作用

漢方薬の副作用としては，既に解説したように賦形剤・調味剤として添加される乳糖による乳糖不耐症による下痢を生じることがあります．その場合，下痢を改善させるためにガランターゼやミルラクトのような乳糖分解酵素製剤を併用することがあります．ただし，東洋薬行という製薬会社の漢方薬は，トウモロコシ澱粉が賦形剤として使用されており，乳糖はほとんど含まれていません．

その他にも，各方剤に含まれる生薬による副作用があり得ます．その代表的かつ重要なものを以下にあげておきます．

- 甘草 (かんぞう)：多くの方剤に含まれる
  副作用：低K血症，偽アルドステロン症
- 麻黄 (まおう)：麻黄湯，小青竜湯，麻杏甘石湯，麻黄附子細辛湯などに含まれる
  副作用：食欲低下，不眠，動悸，発汗過多など
- 地黄 (じおう)：六味丸など
  副作用：食欲低下
- 黄芩 (おうごん)：小柴胡湯などに含まれる
  副作用：Ⅲ型およびⅣ型アレルギー，間質性肺炎，肝障害，発熱など
  （間質性肺炎は高齢者に生じやすいとされています）

漢方薬の効果を十分に発揮できるように処方するために個々の患児の証

を評価することは大切ですが，小児では証が合わないことが原因で重大な副作用が発現することは極めて稀であると考えられています．むしろ，漢方薬治療にこだわりすぎて西洋薬で治療可能な疾患を見逃さないことが大切です．ただし，成人，高齢者では証が合わない漢方薬を内服することで体力が衰えたり，倦怠感が強まったりすることはあり得ますが，小児ではより少ないようです．

漢方薬は西洋医学を補完するための手段の一つとして考える方が現代医学では現実的であり，それは同時に漢方薬をより効果的に使う手段でもあると考えられます．"エビデンスのない鎮咳薬を複数併用したり，気管支拡張剤を鎮咳薬として処方したりするよりも，蜂蜜や漢方薬を処方する方が良い"という考え方は，その代表的な例であると考えて良いでしょう．

なお，麻黄にはエフェドリンが含まれており，寝る前に葛根湯など麻黄の入った方剤を内服すると，エフェドリンが比較的急速に吸収され，眠れなくなることが多く，年齢に関わらず就寝時間の2～3時間以上前までに夕食前の内服を終えておくことが望ましいと思われます．

## 5 小児薬用量

漢方薬は古代から使用されていながら，小児に対する有効性や安全性に関する大規模臨床試験が行われたことがほとんどないため，多くの実地臨床家が使用経験をもつにもかかわらず，各製薬会社の漢方エキス製剤の添付文書には「小児等への安全性は確立していない（使用経験が少ない）」と記載されています．そのため，小児に対する年齢別の投与量や体重別の投与量は確立していません．

西洋薬の世界では，様々な小児薬用量の換算式や換算表が考案されています（表4参照）が，決定的なものではなく，個々の患児の病態，年齢，体重，重症度などにあわせて個別に投与量を考えていくべきであると考えられています．これは漢方薬でも同じです．

なお，漢方エキス製剤は，製薬会社や方剤の種類によって成人の投与量が異なり，分包品も一包当たりの量がそれぞれ異なります．基本的には1日3回（食前）ですが，1日2回にしても効果はほぼ同等に得られると考

えられています．食後に服用しても食前の服用の効果に幾分は劣る程度だとの説もありますが，エビデンスはありません．

**表4　小児薬用量の換算式と換算表**

- Young の式: 小児量＝成人量×年齢／(年齢＋12)
- Augsberger の式: 小児量＝成人量×(年齢×4＋20)/100
- Gaubius の換算表

| 年齢 (年) | ～1 | 1～2 | 2～3 | 3～4 | 4～7 | 7～14 | 14～20 | 成人 |
|---|---|---|---|---|---|---|---|---|
| 薬用量 | 1/15～1/10 | 1/8 | 1/6 | 1/4 | 1/3 | 1/2 | 3/4 | 1 |

- Von Harnack の換算表

| 年齢 (年) | 新生児 | 6か月 | 1歳 | 3歳 | 7,5歳 | 12歳 | 成人 |
|---|---|---|---|---|---|---|---|
| 薬用量 | 1/20～1/10 | 1/5 | 1/4 | 1/3 | 1/2 | 2/3 | 1 |

厚生労働省の保険診療上のルールでは，漢方薬の小児への投与量は以下（表5）のような目安が示されています．これらの量から大きくはずれなければ健康保険上での問題はないと考えられます．

**表5　厚生労働省の通達上で小児投与量**

| | |
|---|---|
| 2歳未満 | 成人量の1/4 |
| 4歳未満2歳以上 | 成人量の1/3 |
| 7歳未満4歳以上 | 成人量の1/2 |
| 15歳未満7歳以上 | 成人量の2/3 |
| 15歳以上 | 成人量と同じ |

急性期には漢方薬をやや過量・頻回投与することは許容されるもの，あるいは有効性を高める方法として実施するという考え方もあります．通常の1.5倍に相当する量を最大量と考えることが一般的なようです．

長期継続投与を行う場合には，証や病期を考えて漢方エキス製剤を約0.1～0.2g/kg/日として分2または分3で処方することが多いようです．この場合，メーカーの分包品ではなく，医療機関で分包紙を使って分包を行う場合は，方剤の吸湿性を考慮し，缶保存や冷蔵庫保存を指導する

必要があります．

　一般的にいって，小児は成人よりも体の大きさに較べて量が多い漢方薬を内服しても副作用は出にくく，安全に使用できます．また，成人よりも証にこだわらなくても効果が得られる漢方エキス製剤が少なくなく，この点では中国の中薬よりも優れていると思います．

　なお，厚生労働省の通達で示されている日本の小児に対する投与量の漢

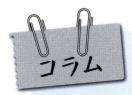

## 日本と中国との生薬の違い

　生薬のほとんどは薬用植物で，日本は世界中から様々な生薬を輸入しています．日本では中国から輸入されたものが一番多いそうです．

　そういう話を聞くと"やっぱり漢方薬は中国が本場なんだ"と思う人は少なくないのかもしれませんが，そう単純なことではないようです．

　小柴胡湯や柴胡桂枝湯など多くの方剤に使用されている柴胡という生薬は，中国にはありません．中国で柴胡と呼ばれている生薬は，*Bupleum Chinese* および *B.scorzonrifolium* というセリ科の植物の根を加工したものです．しかし，日本では純日本産のミシマサイコ *Bupleum* という植物の根から作られます．また，人参養栄湯などに使われているニンジンは，江戸時代に普及した日本産のウコギ科オタネニンジンの根を加工した生薬だそうです．他にもいろいろな生薬に日中間の違いがあります．

　柴胡の他にも当帰（とうき）や川芎（せんきゅう）も日本と中国では異なる植物から作られるそうですが，日本では人件費が高いため，わざわざ日本から中国へこれらの植物の種を持っていって，中国の安い人件費で栽培をして日本に逆輸入している会社もあるそうです．しかし，この数年で中国の人件費も高騰しており，安価に生産することは次第に難しくなってきているようです．

　漢字で書くと同じ文字の生薬だから同じものだ，と思う時点で間違った解釈だというわけです．ちなみに，中国語の「娘」は日本語の「おかあさん」であり，日本語の花嫁は中国語では「新娘」です．中国語を学習していない人が中国語の医学書を漢文のように読むと誤訳だらけになります．でも，そんな誤訳が日本の医学書に書かれている例は，実は皆無ではないようです．

方エキス製剤を作るのに必要な生薬の 3 ～ 6 倍に相当する多量の生薬が，中国では中薬として小児に対して処方されている現実を考慮して，「日本では，小児に対して証が合えば，漢方エキス剤を成人量まで増量して内服させても安全なのではないか」との指摘をする医師もいます．

## 6 服薬指導

　漢方薬は，小児はもちろん成人にとっても，好ましい味ではないものが多く，服薬指導をしないと上手く内服できないことが少なくありません．その一方で，抵抗なく服用できる，あるいは服用しやすい方剤は，成人よりも小児でより効果が明確に現れるという現象がしばしば観察されます．漢方医学では，身体が求めている証に合った方剤は服用しやすいと解釈されていますが，実際に経験を重ねないと信じがたいという人も少なくないことだと思われます．いずれにしても適切な服薬指導を行うことで，服薬コンプライアンスを高めることが必要なのは，西洋薬の場合と同じです．

### 1. 服薬へのモチベーションを高める

　患児とその家族に「どんな目的で，どんな漢方薬を使うのか」をわかりやすい言葉で丁寧に説明することが基本です．家族がもつ服薬させたいという意欲が子どもに対して心理的な影響を与えることは，間違いありません．3 歳以降になると，多くの子どもたちは自分なりに疾患や薬について理解できるようになります．子どもが治療の主人公であることを自覚できるような接し方をして説明してあげることが，子どもの心をしっかり捉えるための基本です．"ぼくの（わたしの）先生が，こう話してくれたから飲む"という気持ちに患児がなってくれると意外なほどスムーズに服用してくれることがあり，家族や医療関係者がそれを褒めてあげることで服用への抵抗が減っていくことはしばしば観察されます．

### 2. 服用方法の工夫

　エキス製剤をお湯に溶かして飲むのが漢方薬の本来の飲み方だとよくいわれますが，柴苓湯のように湯という文字が付く名前の方剤は，熱いお湯

に溶かして冷めないうちに飲む方が服用しやすい傾向があり，五苓散のように湯が付かない名前の方剤はお湯で溶かしてからしばらく放置するか氷を加えて冷ますか冷やす方が服用しやすい傾向があります．しかし，小児，特に乳幼児ではうまく行かないことが少なくありません．小さな子どもたちの場合は，単シロップや蜂蜜を混ぜてから冷たく冷やして飲ませる方がよく，凍らせて舐めさせる方法が有効なこともあります．蜂蜜が漢方薬の副作用を緩和するという考え方は日本では江戸時代からあります．

パルスイート®や病院の厨房でも使用されるラカントホワイト®などの安全性が確立している甘味料を使うとカロリーを気にする必要がなくなります．

エキス製剤は"すり粉木とすり鉢"などを使って磨り潰してから，ぬるま湯で溶かす方が飲みやすい子もいます．また，苦味のある方剤は，チョコレートペーストのように少し苦味のある物に混ぜる方が服用性はよくなります．

ミルクアレルギーや乳糖不耐症がなければ，アイスクリームや練乳は有用なことが多いと思われますが，子どもによって好き嫌いの差が大きいようです．一般的には，アイスクリームは冷たいことで味覚を誤魔化せると考えられており，まず少量のアイスクリームを口に入れてから漢方薬を混ぜたアイスクリームを入れるという方法が推奨されることが少なくないようです．特に，チョコアイスがよいという子どもたちは，少なくありません．それも，少し溶けかけたチョコアイスがよいようです．

ただし，牛乳やジュース類は漢方薬と相互作用を起こす可能性が指摘されており，混ぜるのは避けることが望ましいという意見もありますし，それを否定する意見もあります．また，乳児ボツリヌス症の予防の観点から，蜂蜜は1歳未満の乳児には使用できません．

服薬用ゼリーを使う場合は，白玉だんごのあんこの部分が方剤，周りの皮の部分が服薬ゼリーになるように，方剤をゼリーで包んで小さなだんご状にします．オブラートに包むと喉に詰めてしまう子どももいるので，注意が必要です．

1歳を過ぎていれば，少量の薄い紅茶に蜂蜜を混ぜてペースト状にしたものを方剤に混ぜ合わせて服用させる方法もあります．なお，抑肝散は

ピーナッツバター，小建中湯のように桂枝を含むものはすりおろしリンゴに混ぜると飲みやすいことが知られています．苦い方剤に酸味のあるものは混ぜないよう指導してください．

　"確実においしい誰もが漢方薬を簡単に飲めるレシピ"というのは実在しません．たまにそういうテーマの文章をネットなどでみかけることもありますが，料理上手な人が書いた文章ではないだろうと思えることが多く，苦笑した経験があります．

　実は，私はかつて京料理の名手と言われた板前さんや様々な料理のプロに相談し，漢方薬の美味しい飲み方の工夫を試みた経験があるのですが，飲みやすくすることはできても実は飲みやすさの基準に大きな個人差がある，という経験もしたことがあります．

　保険適応になっている漢方薬はすべてエキス製剤で，生薬に水を加えて加熱して抽出された生薬成分をエキスとして粉末状に加工して方剤に適合するようにブレンドされています．したがって，熱に強く安定した成分で構成されていますから，かなり加熱しても効果・効能が落ちることはないと考えられます．ただし，一部の生薬は火を消す前に煎じ液に加え，加えてからすぐに火を消してゆっくりと成分を抽出せよ，というものもあり，そのような生薬のエキス製剤は加熱すると効果が落ちると考えられています．

　もともと甘みがあって飲みやすい甘麦大棗湯，小建中湯，柴胡桂枝湯などは，市販のホットケーキミックスあるいはパンケーキミックス，クッキーミックスなどに混ぜれば，美味しく食べられるのは当たり前と言えば当たり前だといえるかもしれません．

　抑肝散や補中益気湯，柴胡桂枝湯はクッキーだけではなく，ハンバーグにも合います．特にビーフハンバーグがお勧めで，ケチャップを多めにしたデミグラスソースを添えると食べやすくなります．これらの漢方薬はドーナッツにしてもうまく食べることができますし，効果も落ちません．

　甘党の子どもたちの場合，市販のメイプルシロップやホットケーキ用シロップなどに混ぜると様々な漢方薬が美味しく服用できるでしょう．蜂蜜や医療用の単シロップを混ぜても飲みやすくなる漢方薬はたくさんありますが，半夏瀉心湯は苦味が増してしまうのでお勧めできません．単シロッ

プにカルピスやヤクルトなどを混ぜる手もあります．ミロを混ぜるのもよいと思います．

お好み焼きソースやたこ焼きソースが合う漢方薬がかなりあり，具のないお好み焼きやたこのないたこ焼きに漢方薬を混ぜてしまう方法もかなり応用範囲が広く，有用です．カレーやマヨネーズ，味噌汁に混ぜる方法は，漢方薬によっては味が悪くなるものが多く，あまりお勧めはしていません．味が濃くない漢方薬に限定する方がよいようです．

小青竜湯など苦味や渋みがある漢方薬は，ミロのほか，ココアやチョコレートと相性が良いようですが，特にココアがお勧めです．というのも，ほとんどの漢方薬はココアで飲みやすくなるからです．おそらく，ココアにはもともと適度な苦味があるので，それが飲みやすくなる理由のようです．ただし，ココアに対するアレルギーもあり得るので注意は必要です．

また，抗生剤のクラリスロマイシン製剤は渋みやえぐみが口に残りますが，この抗生剤や漢方薬をムコダイン DS とムコソルバン DS またはムコサール DS の混合物に加えると内服しやすくなるため，私はクラリスロマイシン製剤が発売された当初から，内服が苦手な子どもにはこの方法が実行できるように処方することがあります．漢方薬を処方する場合，西洋薬とは別に処方し，内服する際によく混ぜるように保護者に説明します．

ちなみに，野菜や漢方薬の苦味の主要な要因はカリウムが含まれているからだという説があります．人は本能的に苦味を有毒なものと認識して嫌う傾向があるそうなので，離乳食の時期からしつけの一環として野菜を食べさせておくことは，漢方薬を飲めるようになるためにも必要だという医師の本を読んで笑ってしまった経験がありますが，それはまんざら嘘ではないようで，乳児期から漢方薬に慣れていると大きくなってからも抵抗なく飲める小児は少なくないようです．

漢方薬に限らず，服薬方法は個々の子どもに合わせて工夫する方が現実的です．服薬に対する親のモチベーションを高めると自然と内服する子どもは増えるという話も心理学的は正しいと考えています．子ども自身のモチベーションを高める工夫が最も大切です．

なお，五苓散や柴苓湯に関しては，嘔気や嘔吐が続く場合に，坐剤または溶解液にして肛門から注腸する方法の有効性と安全性が蓄積されていま

す．また，芍薬甘草湯（しゃくやくかんぞうとう）も注腸することで胆石や尿路結石による仙痛に対し，速やかな鎮痙作用と鎮痛作用を示すことが知られています．

注腸は1回に漢方薬1gを10mLのお湯に溶かすこともありますが，1回2.5gを10mLのお湯に溶かして実施しても，すべての年齢で有効かつ安全です．ただし，芍薬甘草湯は小児では1回1gを基本とする方が，特に乳幼児では電解質異常を回避するために安全だと考えられます．ちなみに，中国では注腸のことを「直腸点滴」と表現しますが，直腸に点滴用留置針や翼状針などの注射針を刺すことは決してありません．

## 3. 母子同服

1119年の「小児薬証直訣」や1555年の「保嬰撮要」など中国の古典的な小児科書に記載されている投薬方法として，母子同服があります．これは，その名の通り，母子に同じ方剤を同時服用させる方法で，夜泣きや夜驚症のような"疳の虫，疳が強い"と表現される子どもの母親が受けるストレスを軽減し，子どもに対する治療効果を高めようとする目的で考案された服薬方法であるとされています．

日本では，抑肝散または抑肝散加陳皮半夏を母子同服させた場合，子ども単独の内服の場合に較べて良好な治療効果が得られたとする報告（江川充．第四回日本小児東洋医学懇話会口演記録．1987；p.45-48）もあります．

チックや夜尿症の症例で母子ともにストレスが大きい場合，アトピー性皮膚炎や気管支喘息でストレスが関与している症例で特に母親の心理状態が関与している場合も母子同服の適応があると考えられています．また，親子で発達障害があると考えられる場合に母子同服や父子同服用，家族同服が親子ケアの一環として有効性を示すことも考えられます．しかし，現時点ではこれらについては現時点では十分なエビデンスはありません．

## 7　適応外使用の問題

　昭和42年に漢方薬が保険収載され，既に50年ほどの歳月が流れ，その間に様々な方剤の有効性と安全性が多くの実地臨床家によって検討され，学会のガイドラインにもエビデンスのある治療薬として記載されている方剤も増えてきました．

　しかし，残念ながら漢方エキス製剤の添付文書に記載されている適応症や用法に関する文章は旧態依然としたままであり，漢方薬のより有用な活用法への道標にはなっていません．前述しましたように，小児に対する有効性と安全性に関する記載も改善されていませんから，小児科において使用するには厳しいと考える向きも皆無ではないと思われます．

　多くの症例で保険適応のある病名での保険請求によって漢方エキス製剤は保険適応を受けている現状ですが，保険診療上で適応症に小児疾患が記載されているかどうかにはかかわらず，「小児に対する有効性と安全性は確立していない」という記載のために，適応外使用と解釈される可能性もあり得ます．しかし，そのような場合には，主治医として患者にとって自信をもって有用だと判断し医師の裁量権を行使して処方した経緯や理由とその結果についてコメントを保険請求明細書にきちんと添付すれば，それが漢方医学や保険診療の立場から合理的であると判断されれば，保険適応が認められることも少なくありません．また，コメントを書かなくても正しい漢方薬の使い方をしていれば，知識のある審査員によって保険適応は認められることも少なくありません．

　しかし，適応外使用と判断される場合に副作用による有害事象が患者に生じた場合に，民事訴訟によって使用の適否が争われる可能性は否定できません．そのような事態を回避する最も賢明な方法は，漢方エキス製剤を処方することを避けることではなく，より良い医師患者関係を構築することです．

　副作用は，漢方エキス製剤だけではなく，すべての西洋薬にもあり，その西洋薬の添付文書にも小児への有効性と安全性が確立されていないと記載されている例は多数あるのですから，この問題は漢方薬だけの問題ではありません．

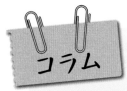

## 漢方エキス製剤の強みと弱み

　日本の健康保険診療で使用される漢方薬は，方剤も生薬も工場生産される漢方エキス製剤です．各製薬会社は品質管理に注力し，成分が常に一定になるように工夫して同じ製法で製品を作っています．製品としての均一性が保障されていることは強みであり，いつも同じ量の成分を同じ割合で確実に投与することを意味します．このことと各成分の薬効と薬物動態を明らかにすることで，アメリカ合衆国においてツムラ大建中湯が臨床試験を行う許可を得ることができたといわれています．

　ところが，いつも同じ製法を維持していると，不都合なことも起きてきます．たとえば，大黄という生薬は下剤としての効果をもつことでよく知られているのですが，煎じる際は 80 ℃以下を維持して煮詰めないようにする必要があります．もし 85 ℃以上にすると下剤としての有効成分であるセンノサイドという西洋薬の下剤の主成分としても使用されている化学物質が分解されてしまいます．大黄を 100 ℃でしっかり煮詰めると下剤としての効果がなくなってしまいますが，中枢神経に対する鎮静作用は最大の効果を発揮し，下痢を起こすこともありません．

　漢方エキス製剤の製造工程では，多くの生薬の有効成分を抽出できるようにほどほどの温度を決めてその温度をしっかりと維持しますから，いつでも質的に均一な製品が生薬ごとにできるものの，この成分を特に多くしたいという要求には対応できません．つまり，用途によって生薬を煎じて主成分を抽出する温度を変えることができるという点は，個々の患者に合わせた処方をする煎じ薬の方が漢方エキス製剤よりも有利です．漢方エキス製剤では薬の匙加減という名の微調整ができません．

　漢方エキス製剤は，各製薬会社が古典に従って製造していますが，その古典の記載が少しずつ異なっており，同じ名前の方剤であっても製薬会社によって含まれている生薬のエキス製剤の量と割合が異なります．ですから，漢方エキス製剤にはジェネリックと呼べるものは基本的にありませんから，西洋薬のように院外処方でジェネリックの使用を許可してしまうと処方医が意図している方剤と異なる成分構成の同名方剤が調剤されて患者の手に渡ってしまうことがあり得ます．逆に，メーカーごとの違いを把握してジェネリックの使用を許可しない院外処方箋を発行することで，不完全ながらもメーカー間での成分の違いを利用した匙加減ができるということになります．

　一方，中国で使用されている中薬の 50 〜 60 ％は今でも煎じ薬が占め

ています．メーカーによっては，エキス製剤やドリンク製剤も出していますが，実際に処方されることが多い煎じ薬の場合，処方されるたび，また煎じるたびに薬効成分の量や割合が異なりますから，統計学的処理で有効性を判定するには不利な立場にあります．実際に欧米で研究された中薬を煎じて使用した場合の効果判定の論文は，十分な有効性は認められないとするデータがいろいろと公開されています．

中薬に関する欧米の論文を根拠に「漢方薬が有効であるという論文は欧米にはないので，効果は期待できない」とする日本の無知な研究者もいるのは，残念ですが事実のようです．アメリカで臨床知見の実施許可が与えられる日本の漢方薬がある，という事実が何を意味するのかを考えれば，そのような見解が正しくないことは明らかではないでしょうか？

また，漢方薬を知らない医師が「漢方薬はある意味でポリファーマシーだから避けるべきだ」などと書いている医学雑誌もあり，まだまだ漢方薬は正しく理解されていないと感じるのは，私だけではないと思います．

第1章　小児漢方総論

# 第2章 小児の証のとり方

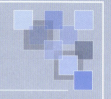

　小児と成人とで証のとり方に基本的に違いはありません．小児の診察では怖がらせない雰囲気を作る努力が必要なのは西洋医学と同じです．

## 1　証と弁証・随証治療

　証とは，西洋医学的に言えば身体的症候・病理所見・自覚症状などを総合的に把握しようとするものだと考えると理解しやすいかもしれません．漢方医学では，中医学と同じく証を診断することを弁証と言います．弁証をする方法，つまり証を診断する方法が弁証法です．ここでは，漢方薬を処方する上で基本となる主要な証とその弁証法について概説することにします．ただし，漢方医学では，中医学のように弁証論（弁証する方法についての理論）を優先させて治療を行う方法はしばしば観念的で実利を失うという考え方をします．そして，漢方医学では証に合った方剤，方剤が相応しい証という双方向が一致する考え方を証に合わせた随証治療の要として重要視します．

　漢方治療を行うための診察の手順は，小児も成人も同じであり，西洋医学での診察手順に対応させると以下の表6のようになります．実際の診療では，漢方式だけではなく，西洋医学の診察も同時に平行して行うべきだと思います．検査や治療を含めて，東洋と西洋の医学を同時に駆使する両刀使いの剣士のような医師になるべきだと思います．

| 表6 | 漢方治療のための診察手順 |

1) 患児が診察室に入る様子の観察から始め，顔色や動作を観察し会話をして保護者と本人から話を聞きます．見た目の外観を観察することを望診，話を聞くことを西洋医学と同じく問診と呼びます．口臭や声の調子などを評価することを聞診（ぶんしん）といいます．
2) 望診に最後として舌を視診してから，手で触れて脈をみてから胸部の打聴診をします．
3) 腹部の触診と打診を行い，圧痛点や肝脾腫，腎腫大の有無などを診ます．2) の脈をみて胸部を診察するのと 3) を合わせて切診と呼びます．
4) 四肢を観察し，神経反射などを診ます．

# 2 基本的な証

　漢方医学における基本的な証とは，陰陽（いんよう），虚実（きょじつ），寒熱（かんねつ），表裏（ひょうり）という 4 組のペアになっている 8 種類の証のことで，これらをすべて合わせて八綱（はちこう）と呼びます．

## ●陰陽

　陰陽というのは，代謝が活発かどうかを示す用語であると考えると理解しやすいと思います．しかも，それは同化と異化のように対立する 2 つの要素のバランスでも変化するのです．つまり，陽が強まるか，陰が弱まれば陽に傾くというわけです．逆に陽が弱まるか，陰が強まれば陰に傾くという具合であるともいえます．生まれた時には人は成長しますが，ある程度の年齢に達すると成長と老化が同時に起こり，やがては成長が止まって老化だけが進むようになります．成長を陽とすれば，老化は陰であると考えられることから，子どもは陽証，高齢者は陰証となるのですが，同じ年齢でも陽証の人と陰証の人がいることに留意が必要です．つまり，基礎代謝が活発な人は陽証であり，基礎代謝が同じ年齢の人に比べて不活発な人は陰証であると弁証されます．

　代謝だけではなく，免疫機能や循環器機能，呼吸機能，神経機能などに

も陰陽があるとされるといえます．そして，陰と陽のバランスがとれている状態を太極といい，中国拳法による健康法を太極拳と呼ぶのは，この考え方に基づくものです．小児や若者にも陰証者がおり，高齢者でも少ないながら陽証者はいます．また，同じ人でも疾患に罹患した時や疾患の病期によって証は変化することを忘れてはならないといわれています．

病気に罹患した際の陰陽については，自覚的な体調と他覚的な体調を総合した体調の良し悪しを重視して，陰は「体調が悪く病勢が強い状態」，陽は「体調が良く身体が病気にしっかりと抵抗を示し，病勢があまり強くないか弱い状態」であるという解釈が可能で，この解釈は実地臨床ではシンプルで有用な考え方だと思います．

## ●虚実

漢方薬を処方する上で，最も大切とされるのは"虚実"という証です．虚実とは病因に対する人体の抵抗力や基礎体力，免疫などの機能的予備能を表す指標のことだと解釈されています．体格が大きい，人相が強面である，痩せている，運動能力が優れているなどという問題とも微妙に異なるようです．

ここでは，実症と虚証を日常臨床上で把握しやすい項目を表7としてあげておきます．どちらとも判断できないことが明らかな場合は，"中間証"と判定します．判定に迷う場合は虚証という仮の診断をします．実症タイプの患者は麻黄が入った漢方製剤を問題なく服用できることが多いのですが，虚証タイプの患者に麻黄が入った漢方製剤を服用させると極端に内服し辛く感じたり，内服すると症状が悪化したり，副作用が出やすいことが知られています．

表を見て気づかれた方もあるかもしれませんが，虚実というのは，疾患に対して抵抗力がありそうなイメージの象徴となる所見があれば実，抵抗力がなさそうなイメージの象徴となる所見があれば虚であると考えることができそうです．

| 表7 | 虚実として使いやすい所見 |

| 虚証 | 実症 |
|---|---|
| ・声に張りがなく，小さい．聞き取りにくい | ・声に張りがあり，大きい．明瞭 |
| ・皮膚はつやが無く，栄養状態が悪い | ・皮膚に張り，つやがあり，栄養良好 |
| ・眼に力がない印象を受ける | ・眼力を感じる |
| ・うつむく傾向がある姿勢 | ・きちんと座り，筋緊張はよい |
| ・基礎体力に自信がなく，筋力も弱い | ・筋力は良好で基礎体力に自信あり |
| ・歩いても音がしないほど弱々しい | ・しっかりと歩く |
| ・存在感に乏しい | ・存在感が強い |
| ・筋力がない痩せ型か水太り | ・筋肉質の闘士型や固太り |
| ・暑さ・寒さに弱い | ・暑さ・寒さに強い |
| ・胃腸機能が弱い（下痢，腹痛を生じやすい） | ・胃腸機能は丈夫である |
| ・症状は弱いが長期続き，いつのまにか発病 | ・発熱など症状が強く，各疾患の典型的な症状が出る |

## ●寒熱

　寒熱の証は，体温が高いと熱証，体温が低いと寒証というわけではなく，"体の内部の寒さや冷え，あるいは内部の熱が身体に悪影響を及ぼしている場合"をそれぞれ寒証，熱証という決まりになっています．暑ければ体温を下げるために汗をかくような生理的な正常反応は証として評価しません．同様に生理的な寒さ，冷えなどの感覚も証とはみなさないのです．

　温めると楽になる寒証の人は，足浴や足温器が健康維持法として有用であり，症状がなくても温補剤と呼ばれる漢方薬を内服していると発症を予防できるといわれています．このような発症前の病気予防のことを"未病対策"といいます．

　冷やすと楽になる熱証の人は，冬場でも冷たい飲み物を好む傾向があり，入浴時に水風呂にも入る人が多く，問診を中心に証を検討することは有用です．

| 表8 | 寒熱として使いやすい所見 |

| 寒証 | 熱証 |
| --- | --- |
| 秋口から愁訴が増える傾向が明らか | 上半身がのぼせやすい |
| 四肢が冷えると体調が悪くなる | 手がほてりやすい |
| 下半身を暖めると体調が良くる | 下半身は比較的冷える |
| 体内に冷えを感じると重症化傾向あり | 体内に熱を感じると体調悪化 |
| 顔色は青白く頬は冷たい | 頬は温かい．頬の紅潮は様々 |
| 排尿回数や尿量が多い | 排尿回数や尿量は少ない方 |
| 尿の色調が薄い傾向がある | 濃い黄色の尿が多い |
| 下痢・軟便傾向あり | 便秘傾向あり |
| 便臭は強くない | 便臭は強い |
| 女性では，月経痛が軽く，出血が少ない | 女性は月経痛あり，出血量多い |
| 温かい料理・鍋物を好む | 冷たい料理や飲み物を好む |
| 喉はそれほど渇きやすくない | 喉が渇きやすい |
| 長湯する傾向がある | 長湯は苦手 |
| 足浴が心地よい | 足浴はあまり好まない |
| 夏はエアコンを高めに設定しがち | 夏はエアコンを低めに設定しがち |
| 年間を通じて薄着を避ける傾向 | 年間を通じて厚着しない傾向 |
| 使い捨てカイロを愛用する | 冷水での洗顔，手洗いが好き |
| 入浴で湿疹が悪化しない | 入浴で湿疹が悪化する |

　寒証では附子や乾姜，細辛，桂枝，山椒，当帰など身体を温める作用のある生薬が有効であるとされています．

　熱証では石膏や黄連，知母，黄柏，大黄，地黄，黄芩，山梔子など身体を冷やす作用のある生薬が有効であるとされています．

● 表裏

　表裏とは，紙の裏表のような表と裏のことではありません．中国語では"裏面"は日本語の"内部"という意味です．その反対の意味である表は，外側や表面のことを意味します．つまり，表裏とは病態・病因が身体の表面かその近傍にあることを意味する言葉が表証であり，内部にあることを裏証といいます．

表証が主体の病気を陽病，裏証が主体の病気を陽明病あるいは陰病と呼びます．表証と裏証の中間を"半表半裏"と表現し，その場合の病気を少陽病と呼びます．

　これらは病期を考えるための概念です．つまり，急性期を意味する陽病である太陽病が次第に少陽病，陽命病へと変化し，その後に慢性期を意味する陰病と呼ばれる病期である太陰病，少陰病，厥陰病という病期あるいは病態へと変化していくという考え方をします．

　これら 6 つの病期に分ける考え方を六病位（六つの病期という意味）といいます．下記のように表裏証の判断に使いやすい所見を表 9 にしてみました．

**表 9　表裏として使いやすい所見**
表証では悪寒が最重要症状で，裏証の便の変化は便秘か下痢

| 表証 | 裏証 |
|---|---|
| ・指を軽く当てただけで触れる脈（浮脈） | ・指を押しこむように当ててやっと触れる脈（沈脈） |
| ・脈拍数が 90/分以上（数脈さくみゃく） | ・脈拍数が 60/分以下（遅脈） |
| ・舌苔が薄くて白い | ・舌苔が黄色く乾燥している |
| ・悪寒，咳嗽，発熱，鼻閉，頭痛 | ・高熱，弛張熱，口渇，尿量減少，頻尿，鼓腸，便の変化 |

　表裏という証は，皮膚や眼，耳など外胚葉系組織に疾患による異常があるように感じられる所見や症状を表，消化管や肺などの内胚葉系組織に異常があるように感じられる所見を裏，筋肉や骨，至急，心臓，骨髄のような中胚葉系組織に異常があるように感じられる所見を半表半裏というイメージで捉えると理解しやすいと思います．

　なお，表裏証の診断（弁証）に使われる橈骨動脈脈の触れ方の違いを脈証と呼びます．舌の診察所見を舌証と呼び，舌の色調や舌苔の厚みや色調，乾燥具合，静脈の状態などの観察所見をポイントにした弁証法による証です．脈証と舌証については，次の「身体の証」のところで解説します．

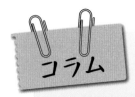

## コラム 中医アロマセラピーや漢方アロマセラピーは実在し得ない

　中薬も漢方薬も生薬です．フランスで生まれたアロマセラピーも生薬が使われていますが，中国とヨーロッパや地中海沿岸地方は植生，つまり，植物の分布の仕方が異なります．また，中薬や漢方薬に使われる桂皮はシナモンではなくシナモン属に分類される植物で，当帰はアンジェリカです．これらには芳香があり，シナモンやアンジェリカは長年アロマセラピーに使用されてきたものですが，桂皮は使用されていません．

　セリ科やシソ科の植物には精油成分をもつものが多いことは知られていますが，アロマセラピーで使われる生薬と中薬および漢方薬に使われる生薬は異なるものであることが多いのも事実です．日本と中国とですら，植生の完全な一致はあり得ないので，当然だと言えば当然ですね．

　古代中国には当時のヨーロッパや地中海沿岸地方の生薬が持ち込まれることはほとんどなかったと考えられ，中医学でも漢方医学でもアロマテラピーのみに用いられる生薬の存在はまったく考慮されていません．つまり，中医学的あるいは漢方医学的にアロマテラピーに使用される生薬や生薬から得られる精油を扱うことは不可能です．フランス人も陰陽五行説など中医学の考え方の存在すら知らずにアロマセラピーを考案したのですから，なおさらです．

　香り成分を重要視している漢方薬も確かにあって，香蘇散（こうそさん），当帰芍薬散，抑肝散など散がつくものが多いのですが，厚生労働省の指導によってすべての漢方薬はしっかりと煎じて製造することになっていますから，精油成分の含有量はゼロではないにしても，とてもアロマセラピーに使用されるほどではありません．

　それにもかかわらず，中医アロマセラピーあるいは漢方アロマセラピーと銘打って日本国内でビジネスを展開している人たちがいます．彼らには日本の医師免許はなく，中国の中医師による治療ともまったく関連性がない人々が圧倒的多数を占めます．中国の中医師の資格は，日本国内では公的資格として認定されていませんから，その資格をもっていても日本では医療従事者とはみなされません．

　ビジネスをしている人々は，国が認めた医療関係の公的資格をもっている人々ではなく，フランスやアメリカなどの海外あるいは日本の商業的アロマセラピー事業者団体が関与した民間資格認定組織の資格認定をもっている人々もしくは完全な無資格者が大多数ですから，治療という表現を使う時点で本来は医療法や医師法，薬事法などに抵触する可能性がありま

す．薬剤として精油を治療に使用するのであれば，処方箋は医師でなければ発行できませんから，治療という医療行為はできないことになります．

業者の一部には医療関係の公的資格をもった人も関与しているようですが，そもそも医療として認められていない業種で治療など許されるはずはありませんし，正当な医療従事者が加担することではないと思います．

中国でもアロマセラピーが行われていますが，あくまでもリラクゼーションとしての話であり，その宣伝には医学的な治療であるかのような表現は基本的に使用されていません．むしろ，医療とは完全に切り離して扱われています．実際に中国のアロマセラピーのお店に行くと，リラクゼーションやレジャーサロンなどの言葉が並んでいるお店がほとんどです．中医アロマセラピーあるいは漢方アロマセラピーなどと堂々と銘打って営業しているお店は中国にはありません．中国では，この20年ほどの間にアロマセラピーに使用される精油の原料になる生薬の欧米への輸出向き生産量が急速に増えましたが，それでも中薬や漢方薬に使われる生薬の生産量に較べると極僅かに過ぎません．

日本には，医師や看護師，薬剤師などの有資格者と公的機関の研究者および医療機関の従事者と有資格者となるべき学生のみが個人として参加できる日本アロマセラピー学会があり，医療におけるアロマセラピーの適切な活用を実現しようと努力しています．

このような学術団体の活動と商業的なアロマセラピー業者のビジネスはまったく別のものとして考えるべきであり，"東洋医学の視点に立ったアロマセラピー"などという言い訳で体裁を整えて中医アロマセラピーあるいは漢方アロマセラピーという表現を使う人々はとりわけ悪質な商業主義者だといわざるを得ません

## 3  気血水とは？

　身体の自律神経機能を調えて新陳代謝を活発にして精神と肉体の機能的な停滞や劣化を解消し，個別ではなくすべての機能を鳥瞰的に改善し全体的な調和を回復させる3つの要素を気（き）・血（けつ）・水（すい）と呼んでいます．

　●気は，気合・元気・気迫・気力の気，つまり，生命力や戦闘能力などのパワーをイメージすると，元気がなく倦怠感が強い人ややる気のない怠惰な生活を送っている人も気が足りない"気虚（ききょ）"という証であると判断できることが理解できるでしょう．同様に，疲れやすい，昼間から眠気が強い，食欲が低下している人も気虚と判断します．

　気が強くなり過ぎることを気逆（きぎゃく）〔別名：上衝（じょうこう）〕といいます．"逆上する"という言葉があるように，気逆になるとイライラしたり，焦燥感に駆られたりします．このイメージで捉えると理解しやすいと思います．気逆と判断できる他の症状としては，冷えのぼせ，発汗過多，驚き易い，落ち着きがない，発作性あるいは突発性の頭痛，げっぷ（吃逆 きつぎゃく），怒り易い，動悸などの症状があげられます．

　気うつは，抑うつ気分，不安感，胸脇苦満，腹部膨満感，喉がつかえる感じ（閉塞感あるいは異物が詰まったような感覚），息が詰まるような感じ，気分が晴れない感じ，など精神科の抑うつ気分に似たような気分や感情，感覚がある状態をイメージすると理解しやすいと思います．息が吸えないという感覚，ガスが胃腸などに溜まった感じ，といったメンタルな要素があると考えられる自覚症状も気うつと判断します．

### 表10　気の異常による主な症状

気虚➡全身倦怠感，易疲労性，食欲不振，意欲低下，傾眠傾向など
気逆➡発汗，イライラ，突然の頭痛，動悸，吃逆，衝動傾向など
気うつ（気鬱）➡抑うつ気分，喉の閉塞感，窒息感，心理的閉塞感など

●血は，血液そのものをイメージしてよいと思います．血が足りない
ことを意味する血虚（けっきょ）は，貧血，貧血様症状，粘膜や皮膚の蒼
白，皮膚のつやのなさなど栄養障害を思わせる症状や所見，粘膜あるいは
全身の栄養障害を思わせる症状や所見をすべて虚血と判断します．めまい
や動悸，不眠を伴う傾向がある生理痛や過小月経・生理不順，かすみ眼，
全身の冷え，手足のしびれなども虚血の症状であると考えられています．
診察所見としては，るい痩，爪の変形や脆弱化，顔色不良，脱毛，筋痙縮
などがあげられます．

　血液の流れが悪い，末梢性循環障害があるというイメージで考えると理
解しやすい異常が瘀血（おけつ）です．眼の周囲の隈などの皮膚や粘膜の
色素沈着，手掌紅斑，口唇や歯肉の暗赤色化，傍臍部の圧痛，舌下静脈の
怒張など所見や，生理痛，月経過多，生理不順，口内乾燥などの症状も瘀
血と判断されます．

### 表11　　血の異常による主な症状

虚血→貧血，起立性低血圧のような貧血様症状，生理痛，手足のしびれ，集
　　　中力低下など
瘀血→生理痛，月経過多，生理不順，頭痛，不眠，精神不穏，耳鳴，冷え症
　　　など

●水の異常は，水毒（すいどく）別名：水滞（すいたい）と呼ばれていま
す．水が多すぎる場合も水の体内分布が不均衡になっている場合も水毒と
判定します．水毒を治療する薬は，水を利するという意味で，そのまま利
水剤（りすいざい）と呼ばれており，その代表は五苓散です．

### 表12　　水の異常である水毒による主な症状

主症状：口渇，尿量の増加・減少，鼻汁の増加，喀痰
随伴症状：頭痛，悪心・嘔吐，水瀉性下痢，めまい，耳鳴，動揺病，浮腫，
　　　　　動悸，関節水腫など

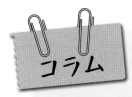

## 脳がない医学理論

　中医学でも漢方医学でも，内臓諸器官を五臓六腑と呼んでいます．五臓とは，肝，心，脾，肺，腎を指し，六腑は胆，小腸，胃，大腸，膀胱および三焦を指します．しかし，三焦という構造は人体にはありません．三焦は，気，血，津液の通路であるとする説やいろいろな他説もありますが，西洋医学では実在しない組織もしくは器官です．実は三焦以外の五臓六腑の各名称は，西洋医学と同じであっても実際には同一の組織や器官を指すわけではありません．脾は脾臓ではなく胃と腸を意味します．腎も腎臓だけを示すのではなく，生殖機能や下肢機能も含む包括的な概念であると考えられています．しかも，脳に相当する臓器が考えられていません．つまり，五臓六腑とは仮想臓器なのです．

　五行説は，肝，心，脾，肺および腎に木（もく），火（か），土（ど），金（こん），水（すい）という自然界の基本要素を当てはめる仮想的病理概念です．特に中医学では哲学的に扱われることが少なくありませんが，漢方医学の実践においても論理的な矛盾が多く，漢方治療を行う上では五行説はなくても困らないことが多いのです．しかも，それは西洋医学からみるとまったく客観性がなく，単なる空想科学に過ぎないものにしか見えません．五行説を重視することは，漢方薬の実用性の堅持と普及には，さほど貢献しません．むしろ，普及を妨げる危険性すら内包していそうです．

　心臓ではなく脳こそが中枢であることを解明している今日の西洋医学では，腸と脳がホルモンや神経ペプチドなどのメディエーターを介して腸脳相関と呼ばれる相互関係をもって機能していることが様々な研究で明らかになってきています．しかし，五臓六腑には脳はなく，五行説にも脳は考えられていません．

　漢方医学も進化しなくてはならないと考えておられる諸氏は少なくないと思いますが，脳がない五臓六腑説の上に成り立っている脳がない医学理論である五行説を私は信じていません．むしろ，漢方医学を進化させる上で五行説は弊害になるのではないかと私は懸念しています．

　こんなことを書くと，漢方の大家とされる先生たちに叱られるかもしれませんが，日本の漢方医学の歴史を振り返ってみると，過去の漢方医学の大家は必ずしも五行論を重視したわけではなく，傷寒論や金匱要略を重視して実地臨床上での有用性を重視した工夫によって慢性疾患の漢方治療にも対応してきた経緯があります．もちろん，腎虚などのように人体の恒常性の維持や疾患に対する抵抗力など健康に役立つ五行論の有効な考え方に

ついては取り入れることを怠りませんでした．つまり，実際に役立つ実利的なものは積極的に取り入れるという姿勢が日本の漢方医学を発展させてきたといえるのです．

## 4 身体診察所見から得られる証

　ここで，まずおさらいをしておきます．中医学と漢方医学の診察法は4種類に分類されるので，合わせて四診と呼びます．つまり，視覚による望診，聴覚と嗅覚による聞診，会話による問診，触覚を通じて診察する切診の4つです．視覚により舌を観察する舌診は望診に入ります．切診は脈診と腹診です．舌診と脈診は中医学と漢方医学に共通ですが，腹診は日本で開発された漢方独自の診察法であり，中医学では行われません．

### 1. 脈証（脈診によって知る証）

　ベテランになると約30種類どころか，100種類ぐらいの脈の触れ方の違いがわかるようになるそうですが，私にはそんなにたくさんの区別はつきません．また，小児では脈証に重きが置かれない傾向があるのか，詳しい解説書はあまり見当たりません．

　また，五行説に対応した診察法でもあるので，100種類の脈の違いに意味があるのかどうかも，私は正直なところ懐疑的でもあります．時代劇に登場する医師が「それでは，お脈を拝見！」と言ってお姫様の手に触れるのは，「それでは診察させていただきます」という台詞と同義語ですから，日本的診察作法の基本ともいえなくはないのかもしれません．もちろん，元は中国の流儀で，中国の古装劇でも似たようなシーンはありますが…．

　（注：古装劇：中国語で，時代劇の意）

　腹証同様，患者の身体に手を当てるという行為は，体温が伝わること，手の柔らかさを感じることで，高齢者でも乳幼児でも安心感を得られるものであり，「手当てをする」という言葉の意味合いを感じることができる心理療法を兼ねた診察法だと思います．

橈骨茎状突起の内側にある動脈拍動部，その指頭大近位部，さらにその指頭大近位部をそれぞれ人差し指，中指，薬指を当てて拍動を触知します．右手と左手で触知する脈の状態はそれぞれ五臓六腑の異なる部分の病態を示すといわれています．

私は，五行説はあまりにも空想科学的に思えて，信じていませんし，脈の触れ方の判別には個人の主観がかなり入り込むので科学的とはいえないと思っています．そのため，ごく基本的な脈証だけを考えるようにしています．

また，脈の触れ方をバイタルサインの確認方法の一種であると考えれば，いくらかは有用です．つまり，徐脈か頻脈か，不整脈がある可能性の有無（脈拍数が不安定か，触れやすい時と触れにくい時が混在していないかどうか，脈が途切れることがあるかどうか，など）や左右差の有無など簡単なスクリーニングとしての意味合いも含めて，脈を診る意義は皆無ではありません．

**表13　主な脈証**

| |
|---|
| ・浮脈（ふみゃく）：軽く触れて感じる脈で，病位が身体の表にある太陽病期であることを示すことも多いとの解釈もある |
| ・沈脈（ちんみゃく）：強く押してやっと感じる脈で，病位が身体の裏にある虚証の人では，慢性期であることを示すとする解釈もある |
| ・緊脈（きんみゃく）：強く響くように触れる脈で，急性症状を示唆する |
| ・緩脈（かんみゃく）：弱く緩やかに触れる脈で，症状の変化や病勢が緩慢である |
| ・数脈（さくみゃく）：心拍数90以上の頻脈のことで，抵抗力の高まりを示す |
| ・遅脈（ちみゃく）：心拍数60未満の徐脈のことで，抵抗力の減弱を示す |
| ・結脈（けつみゃく）：不整脈の総称で，気や血の停滞や心疾患を示す |

西洋医学的な脈拍を知る意義は解説するまでもないと思いますので，ここでは基本的な脈証に絞って表にしました．

## 2. 舌証（舌診によって知る証）

　舌の観察によって証を診断するので，視診の一つですね．舌は健康でも見た目のバリエーションがありますから，普段から健康な子どもたちの舌を観察しておく習慣を身につけておくと通常の咽頭所見や口腔粘膜所見と同時に診ることができます．舌診のポイントは舌質と舌苔だといわれています．

**1）舌質：** これは，舌の見た目の性状と色のことです．淡く白味がかった舌は虚感証とされ，赤みを増すほど熱証になります．紅色のフレッシュな感じがする舌は，実熱証です．稀に紫がかった舌の人や舌の裏面の静脈が紫に怒張したように見える人がいますが，そういう人は瘀血があると判定されます．

　明らかに大きく見える舌は水毒や気虚を示すとされており，舌が痩せて見える，あるいは，細長く見える場合は気虚や血虚ですが，淡く白味がかった感じに見える場合や乾燥している印象があれば虚寒であると考えることもできます．この場合，気虚と血虚が併存することもあり得ます．

　舌の表面に点状の赤や紫の部分がある，あるいは，紅色や赤色あるいは紫がかった色が斑状に混じっているように見える場合は，瘀血があるとされますが，小児ではあまり多くはないようです．亀裂がある舌は血虚があると考えられます．

**2）舌苔：** 舌の表面にある西洋医学でも舌苔と呼ばれる部分は，厚みがあると水毒の存在を示すと考えられていますが，消化管機能が低下している時も厚みが出るとされているほか，気虚の時も厚みが出ると考えられています．白くて厚みのある舌苔があって胸焼けや食欲低下，嘔気，嘔吐，腹部膨満感，ゲップなどの消化器症状がある場合には気虚であると判定されることが多いようです．

　舌苔の色が黄色系から茶色系になるほど熱証が強くなるとされており，熱を下げるとされる清熱薬に分類される方剤が処方されます．

　舌苔は疾患の急性期は少なく，慢性期になるほど多くなるともいわ

れています．舌質と同様に，白い舌苔は寒証を示唆し，強い寒証では青白い舌苔になると考えられています．舌苔がなくツルツルした感じの舌を鏡面舌と呼んでおり，著しい虚証であると判断されます．

　舌の辺縁部表面に歯が接することでできる窪み，つまり，歯痕があれば水毒（水滞ともいいます）があるか，気虚があるかのいずれかであると判断されます．

## 3. 腹証（腹診によって知る証）

　腹証について，これまでのお話のおさらいをしましょう．江戸時代に発達した日本の伝統医学である和方（わほう）として独自に発達した診察所見として，腹部の診察所見である腹証があります．つまり，触診により腹部の筋肉の筋緊張や筋力，圧痛の有無を評価し，腹部のどの部位に腹腔動脈の拍動を触れるなどを評価するのです．筋肉のつき具合や張り具合，つまり腹部膨満（腹満）の有無なども評価します．

　漢方医学では，腹証は短期間の練習で多くの医師が共通の感覚で客観的に所見を記録することができる信頼度の高い診察所見であると考えられていますが，中医学では腹部の診察はまったく行われないので，腹証という証はありません．

　漢方医学における診察では，患者は膝を伸ばした状態で仰臥位をとり，医師は手全体を使って軽く押さえ，腹壁の筋緊張を評価します．さらに，手をしっかりと押さえ込んで腹部の深いところを評価します．腹診をとる際に患者に膝を立てさせて行う西洋医学的な腹部所見も一緒にとるのであれば，患者の右側に立つほうが便利かもしれません．漢方医学では，本来は患者の左側に立って診察するようにいわれていますが，実際は右側でも特に問題ありません．膝を曲げた状態でも漢方医学的診察を行うとより証がよくわかることも少なくありません．

　まず，手で触れた時の腹部の感じが重視されます．つまり，腹部に張りと力があれば実証，ぐにゃぐにゃと軟らかく力がなければ虚証であり，多くは中間証が多いのが小児の特徴です．痩せ型の場合は，薄いベニヤ板のような感触があれば虚証であるとされます．腸管の動きを触知できると明らかな虚証であるとされています．

小児の腹証をとる場合のポイントになる所見に関する腹部の位置を図に示してみました．太っている実証の子も太っている虚証の子もいることを忘れないでください．

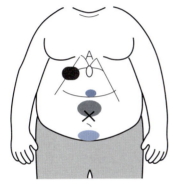

● 胸脇苦満　　A：肋骨弓の角度
○ 心窩部に動悸があるか？

● 剣状突起と臍の中間の圧痛の有無
● 臍上悸（臍の上の動悸）の有無
✕ 大塚の圧痛点
● 臍下悸（臍の下の動悸）の有無

図2　腹証図1

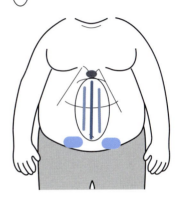

● 臍と鼠径部の中間での圧痛の有無
○ 振水音の有無

● 心窩部の圧痛の有無
｜ 正中芯
｜ 腹直筋が目立つかどうか？

図3　腹証図2

　腹部の触診で季肋部に圧痛があることを胸脇苦満といいますが，小児では圧痛ではなく，季肋部に触れるとくすぐったいといって笑い転げる場合も胸脇苦満であると判断し，「柴胡剤」に分類されている方剤の適応を考えます．小児で圧痛を示す胸脇苦満は稀であり，もしもあれば有意であると考えられるとする説もあります．一般に，実証では明確な胸脇苦満が認められやすく，虚証では明らかではないことが多いと考えられています．
　くすぐったいという反応が腰背部まで広がっている場合は虚証傾向があ

るとされ，この所見に加えて腹部全体が平坦・軟で腹直筋の筋緊張が弱い場合には明らかな虚証であると考え，「建中湯証」として小建中湯や大建中湯が効果的である可能性があります．

また，くすぐったいという反応があり，腹直筋が緊張している場合は，「抑肝散」という方剤が効果を示す可能性があるといわれています．

左右の肋骨弓が交差する角度が 90 度以下であれば虚証，140 〜 150 に近ければ実証であり，その間に入る場合は中間証であるとされ，最初に軽くお腹に手を当てる時に観察しておく習慣をつけると以下の診察も行いやすいと思います．

腹壁が薄い虚弱児で心窩部に動悸を触れる心悸（しんき）の場合は苓桂朮甘湯（りょうけいじゅつかんとう）の証であるとされます．臍の上に動悸を触れることを心下悸（しんかき）または臍上悸（さいじょうき）といい，体力がない子は補中益気湯の証，神経質で虚弱な子は桂枝加竜骨牡蠣湯の証であるといわれています．

臍の下で動悸を触れることを臍下悸（さいかき）といい，臍下悸か臍上悸あるいは心窩部の動悸を認める神経過敏ないしは神経質で虚証の子は抑肝散加陳皮半夏の証であるといわれています．実証か中間証の場合には他の腹証も合わせて抑肝散または桂枝加竜骨牡蠣湯を考慮すると良いといわれています．

つまり，動悸を目標に用いる方剤は地黄，茯苓，竜骨，牡蠣，桂枝，甘草などが配合されたもので，上記のほかに半夏厚朴湯や五苓散などがあげられます．

剣状突起と臍の中間に相当する部分に圧痛があると，麻黄附子細辛湯の証であるといわれています．下腹部のことを小腹（しょうふく）といい，その膨満を小腹満，腹満に抵抗がある場合を小腹硬満といい，瘀血または水毒の痰飲を示すといわれています．

臍のすぐ上に圧痛があれば，それを大塚の臍痛点といい，明治 33 年に生まれた漢方医学の巨星，腹証の神様である大塚敬節（おおつかけいせつ）が見出した葛根湯の証として知られています．

臍と鼠径部の中間付近に圧痛があれば，瘀血を示すといわれています．心窩部の下，つまり心下部から臍の直下までの部分を軽く打診したり，や

や強く押さえたりした時にジャブジャブなど水の音がする感覚があること
を振水音といい，虚証であることを示すとされ，胃腸が虚弱である子が多
いといわれています．振水音は実証では出現しないとされます．

　心窩部の圧痛は虚証で出現しやすく，振水音を伴うことも少なくなく，
人参湯や半夏瀉心湯などが適しているとされます．スポーツで鍛えていな
い子の腹直筋が目立つのは，虚証であり，虚弱体質の特徴であるといわれ
ています．剣状突起から臍までの正中部に長短にかかわらず索状物のよう
なものを触れることを正中芯といい，これも虚証であり，虚弱体質を意味
すると考えられています．

　腹証は，それが直接的に特定の生薬や方剤の適応を示すことが多い，と
いう点に気づかれた方が少なくないと思います．証と生薬や方剤との関連
性は傷寒論にも「桂枝証」や「柴胡証」などの記載があり，漢方医学では腹
証が重要な要素であるという点が特徴であり，中医学との大きな違いで
す．

　次項では，腹証やその他の証および症状を生薬の証としてまとめられて
いる内容を解説します．

## 5　主な生薬の証

　漢方治療は，「方証相対」を基本原理として実用に供されています．方
は治療法であり，方剤の処方のことです．処方される方剤は，証と相対す
る（相互にペアになる）わけですが，単独の生薬に対する証と方剤に対す
る証，単独の生薬と方剤の両方に対する証があるという区別をする必要が
あります．

　中医学では生薬の薬証（生薬証）と方剤証を薬証としてひとまとめにし
て考える傾向があり，この点の漢方医学とは異なります．つまり，中医学
は一つ一つの生薬の足し算を方剤の効果と考える傾向があるのに対し，漢
方医学ではそれぞれの生薬証の病態に対する効果を単純に足し算できる場
合とできない場合を区別しています．

　漢方医学では例えば，「柴胡証」を「柴胡湯証」と呼ぶこともあります
が，「柴胡湯証」といえば小柴胡湯，大柴胡湯，柴胡桂枝湯，柴胡桂枝乾

姜湯（さいこけいしかんきょうとう），柴胡加竜骨牡蠣湯，四逆散（しぎゃくさん）の守備範囲ですが，「柴胡証」という場合にはこれらに加えて加味逍遥散（かみしょうようさん）や補中益気湯も視野にいれているという意味になります．

次の表14，15に主な生薬証（別名：味薬証みやくしょう）と方剤証をあげておきます．

**表14** 生薬証（味薬証）の判断となる所見などと代表方剤

| 生薬証 | 判断の決め手となる所見 | 代表方剤 |
|---|---|---|
| 柴胡証<br>人参証 | 熱感，嘔気，食欲不振，胸脇苦満<br>気虚があり，<br>心窩部の圧痛やつかえ感 | 小柴胡湯，柴胡桂枝湯<br>人参湯，桂枝人参湯 |
| 葛根証 | 頂頚部のこわばり，発熱，筋肉痛 | 葛根湯 |
| 桂枝証 | 虚証，汗が出る，<br>どちらかと言えば寒がり | 桂枝湯，桂枝人参湯 |
| 牡蠣証 | 苛立ち，精神不安，不眠 | 柴胡加竜骨牡蠣湯，<br>桂枝加竜骨牡蠣湯 |

注）柴胡証は柴胡湯証，人参証は人参湯証，葛根証は葛根湯証，桂枝証は桂枝湯証，牡蠣証は牡蠣竜骨証と呼ぶこともある．心窩部の圧痛やつかえ感を心下痞硬（しんかひこう）と呼び，明らかな自覚症状のつかえ感を心下痞（しんかひ）と呼ぶ．

**表15** 方剤証とその決め手となる所見（参考）

| 方剤 | 決め手となる所見 |
|---|---|
| 抑肝散 | 易怒性，まぶたの痙攣など |
| 補中益気湯 | 肩を落とした姿勢，風邪をひきやすい |
| 桂枝茯苓丸 | のぼせ，顔面紅潮 |
| 茯苓飲 | 水毒が明らかな心身症・心身相関の存在 |
| 加味逍遥散 | ストレスの関与，胸脇苦満と下腹部の瘀血を示す腹症 |

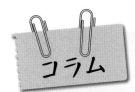
## コラム 中医学の基本的な考え方について

　中医学では，気血水ではなく気，血，津液（水），精を人体の生理機能を担う要素であると考えます．人体の構造を表と裏，つまり，表面と内側に分けるのは漢方医学と同じです．人体の外から健康に悪影響を与えるものを外邪と呼びます．外邪には，風，寒，暑，湿，乾および火（または熱）という6種類がありますが，漢方医学では体内で寒や熱，湿，乾，水毒などが作用すると考える傾向があり，中医学とはいくらかの相違があります．

　中医学では，体内で発生すると考えるのは水の過剰による痰飲や血の異常である瘀血などの病理産物に限定されています．これらの基本概念が漢方医学とは完全には一致しないわけです．水のことを中医学では浄水あるいは津液（しんえき）と呼び，その過剰による異常を水滞，水が足りなくて生じる異常を津虚（しんきょ）と呼びますが，漢方医学では水毒と水滞は同義語的に扱われる傾向にあり，水虚や津虚とはいわずに水毒ということがあります．つまり，中医学と漢方医学では，水に対する基本概念は必ずしも一致しません．

　これらの漢方医学とは厳密には異なる基本概念によって中医学は，次のような三大法則をもっています．つまり，

1) 体内に邪魔な外邪が入り込んだり，病理産物が蓄積したりすると病気になるので，それを取り除く
2) 生理活動を行う気，血が停滞すると病気になるので，それらを循環させる
3) 生理活動を行う気，血，津液，精が足りなくなると病気になるので，それらを補う

という原則を固持する考え方を陰陽五行説に基本を置く弁証論治に適応し，それを臨床技法として活用します．つまり，症状を問診と診察によって証として診断し，その証による治療方法（治法）を決定し，方剤を考えます．

　日本の漢方医学との決定的な相違は，このような理論体系を重視し，漢方医学で行うような方剤からみた証の考察や方剤を内服した結果からの実用性に直結するフィードバックをほとんど行わないという点があげられると思われます．

　ただし，日本で漢方医学を実践している医師の中には，これらの中医学の理論を漢方医学の理論と混同しているとしか思えない人々もいます．陰陽説から派生した五行説なしでは語れない中医学と五行説がなくても語れる漢方医学は，あくまでも別物なのですが….

# 第3章

# 小児に使う主な漢方処方の方剤解説

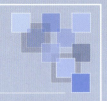

ここでは，小児にも処方される使用頻度が高い方剤について解説します．ここで言う目標とは，英語のターゲットの意だと理解してください．

## ●安中散（あんちゅうさん）

**処方の目標** 虚弱で冷え症がある患者の慢性腹痛に用いることが多い方剤．弛緩して弾力性のない腹壁に振水音を伴う患者に投与する点は人建中湯と共通性がありますが，蠕動運動の亢進が著しい場合には大建中湯を使うべきであり，安中散は使いません．臍の周辺で動悸を触れる症例もあり，腹痛がある部位は心窩部から下腹部（小腹）のどの部分でも適応があると考えられています．中間証と虚証の患者で慢性胃炎や胸焼け，食欲不振を訴える場合に向いています．ストレスによる胃腸障害にも有効です．

**処方対象例** 慢性胃炎，腸疝痛，神経性胃炎，心因性腹痛，十二指腸潰瘍，胃潰瘍

**構成生薬と特徴** 桂皮，茴香（ういきょう），縮砂（しゅくしゃ）は芳香性健胃剤であり，良姜（りょうきょう）は苦味のある健胃剤です．牡蠣には精神安定作用と胃酸抑制作用があると考えられています．各生薬を調和させる緩衝剤と鎮痛剤，鎮痙剤として甘草が加えられています．薬理学的には，胃酸分泌促進作用，実験的抗潰瘍作用，胆汁分泌促進作用があることが確認されています．

**主な副作用** 甘草が含有するグリチルリチン酸による偽アルドステロン症・低 K 血症によるミオパチーが重大な副作用であり，甘草やグリチルリチン酸を含む薬剤との併用は注意が必要です．桂皮アレル

ギーによる発疹，発赤，瘙痒にも注意が必要です．

## ● 温清飲（うんせいいん）

**処方の目標**　四物湯と黄連解毒湯の合剤であり，四物湯の血行促進・瘀血改善作用に加えて，黄連解毒湯の消炎・鎮静作用や止血作用を示す方剤です．皮膚は血色が悪く乾燥傾向のある冷え症の患者で胃腸が弱い傾向がある場合に適していると考えられています．皮膚の痒みが強い湿疹に適応がありますが，分泌物がある湿疹には不向きです．また，婦人科疾患にもしばしば使用されています．

**処方対象例**　各種の湿疹・皮膚炎，蕁麻疹，皮膚瘙痒症，アフタ性口内炎，外陰部潰瘍，月経困難症，月経不順，血の道症，更年期障害，神経症など広い範囲に処方されますが，近年ではアトピー性皮膚炎，皮膚瘙痒症，尋常性乾癬などに頻用されています．

**構成生薬と特徴**　下記の参考の様に，この方剤は四物湯と黄連解毒湯の合方（方剤を合わせたもの）です．ただし，四物湯に含まれる4種類の生薬は温清飲と四物湯とで同量ですが，黄連解毒湯よりも黄連，黄柏（おうばく），黄芩（おうごん）の量は少なくなっています．つまり，この方剤のベースは四物湯であり，四物湯で温め，黄連解毒湯で涼しくする（清の作用を発揮する）という意味で温清飲と命名されていると言われています．現代医学の研究では，抗瘙痒作用，接触性皮膚炎に対する抑制作用，抗炎症作用，皮膚疾患の予防効果があることが示されています．胃腸症状が強い患者，悪心・嘔吐，食欲不振がある患者では，地黄，当帰，川芎によるこれらの症状の悪化が起こりえるので，慎重な投与が求められます．

**主な副作用**　重大な副作用は間質性肺炎のほか，薬剤性肝機能障害も起こる可能性があります．肝機能障害に伴って黄疸が見られることもあるとされています．山梔子（さんしし）を含む黄連解毒湯（おうれんげどくとう），加味逍遥散（かみしょうようさん），辛夷清肺湯（しんいせいはいとう）の長期投与による腸間膜静脈硬化症（腹痛，下痢，便秘，腹部膨満を繰り返し，便潜血が陽性になるなどの症状がある）が発症することがあり，適切な対応が必要となります．

**参　考**　この方剤に構成する2つの方剤を個別に説明すると，以下のようになります．

四物湯（しもつとう）の組成は当帰，芍薬，地黄，川芎の4つの生薬で，皮膚の色つやが悪く気虚があるが胃腸障害がない，便秘傾向はある人の体力回復と鎮静に向く方剤であるとされ，産後・流産後の疲労回復，月経不順，冷え症，しもやけ，しみ，血の道症や貧血などに健康保険適応があります．

黄連解毒湯の組成は黄連，黄柏，黄芩，山梔子の4つの生薬で，気の過剰によるイライラ，興奮，不安，緊張，不眠や頭痛，めまい，動悸などを改善します．比較的体力があり，のぼせ気味で赤ら顔の人の湿疹，皮膚炎，皮膚瘙痒症，鼻出血，高血圧，不眠症，めまい，動悸，胃炎，二日酔い，血の道症などに健康保険適応があります．

(注意事項) 中国の生薬や中医学の教科書には，黄連はG6PD欠損症がある患者の溶血性貧血を急性増悪させるので，この疾患がある患者には黄連を投与してはならないと記載されているものが複数あり，私も処方しないように注意しています．

## ●越婢加朮湯（えっぴかじゅつとう）

**処方の目標**　全身性または局所性の浮腫があり，尿量の減少傾向がある患者で体力が比較的あり，脈が弱くない患者で熱がある水毒の患者の症状改善を目標にした方剤で，麻黄に石膏を加えることで発汗させずに利尿をつける作用が発揮されると考えられています．下肢の関節内水腫や浮腫，汗や分泌物が多い人に向いているとされる方剤です．

**処方の対象例**　急性膝関節炎，変形性膝関節炎，腎炎，ネフローゼ，関節リウマチ，夜尿症，蕁麻疹，分泌物の多い湿疹，急性結膜炎，アレルギー性結膜炎，フリクテン結膜炎，翼状片など

**構成生薬と特徴**　麻黄の発汗作用がありますが，石膏によって発汗作用を打ち消しているとされる方剤です．朮は蒼朮または白朮が使用されています．この生薬は体内の過剰な水分である水毒を取り除く作用がありますが，蒼朮の方がアクアポリンを介した炎症性浮腫の改善とそれによる消炎効果が強いことが知られています．大棗と生姜（しょうきょう）は作用をマイルドにする緩衝剤として，さらに自覚症状を和らげる緩和剤として添加されています．甘草は消炎剤，鎮痛剤として加えられています．石膏が含まれており，特に乳幼児や高齢者では長期投与で抵抗力や体力が低下する可能性があるといわれています．

麻黄や石膏による消化器症状が副作用として出ることもあり得るので注意が必要です．

**主な副作用**　麻黄に含まれるエフェドリンによる心悸亢進などにより，心疾患や甲状腺機能亢進症，高度腎障害が悪化する可能性を考慮して慎重投与が必要です．消化器症状や排尿障害も出現する可能性があります．他の麻黄含有製剤やエフェドリン類含有製剤あるいは心血管作動薬，甲状腺製剤などとの併用で副作用が出やすくなる可能性があります．また，甘草も含まれているので，他の甘草含有製剤やグリチルリチン酸製剤と併用も慎重に行う必要があります．

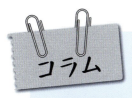

## おじさんの膝とおばさんの膝

　比較的体力があって元気ながっちりと太ったおじさんの膝が腫れて痛む時は越婢加朮湯がしばしば著効を示します．しまりのある筋肉をしたおばさんの膝の痛みにも有効です．

　他方，疲れやすく，汗をかきやすい色白のおばさんのような体型（水太りで筋肉が柔らかい皮下脂肪が多い体型）で気虚がある水毒による膝関節の腫れと痛み，肥満，ネフローゼや妊娠腎，陰嚢水腫，よう，せつ，多汗症には防已黄耆湯（ぼういおうぎとう）が効果的であるとされ，これらの疾患の多くに保険適応があります．女性的な足のおじさんの膝関節の腫れと痛みにも有効です．

　実際のところ，皮下脂肪の多い色白のおばさんの腫れて痛む膝関節に防已黄耆湯を処方すると多くは急激ではないものの，痛みが和らいで歩き易くなった，と患者さんにしばしば喜ばれます．典型的な水太りの中年のおばさんには著効することもあります．

　そんなわけで，"おじさんの膝には越婢加朮湯，おばさんの膝には防已黄耆湯"というフレーズは，漢方医学の世界では意外と有名なようです．

　なお，日本の防已黄耆湯には蒼朮が使用されていますが，中国や韓国あるいはシンガポールなどでは蒼朮ではなく，白朮が使われています．白朮は脱水時の止尿効果が強く，水分調整を行う利水作用が蒼朮よりも強いことが日本での薬理実験で示されています．

## ● 葛根湯（かっこんとう）

**処方の目標**　感冒のように急な発熱に悪寒，頭痛などを伴い脈が浮く疾患で，後頸部から背中にかけてこわばりがある，あるいは，筋肉痛があり，自然に発汗しない患者が主な目標になります．また，無熱でも肩こりのように頸部や背部に筋緊張が高まる患者も目標になります．

**処方の対象例**　普通感冒やインフルエンザの初期，急性鼻炎やアレルギー性鼻炎の急性増悪期，慢性副鼻腔炎，肩こり（有痛性筋緊張症）などが適応になります．

**構成生薬と特徴**　桂皮と麻黄には発汗促進・解熱作用があり，大棗はリラックスを促す作用があり，麻黄と甘草は消炎作用があります．桂皮と芍薬は胃腸薬であり，生姜を緩衝剤および症状を緩和する緩和剤として加えています．現代医学的には，抗アレルギー作用やインフルエンザ感染に対する有効性と作用機序が研究により認められています．

**主な副作用**　麻黄のエフェドリンの副作用として，高齢者や体力が低下している人あるいは胃腸がとても弱い人に対しては，食欲不振や悪心・嘔吐が生じる可能性があり，慎重投与が必要です．発汗している人も同様の理由で過剰な発汗や全身倦怠感などが生じる危険性があります．腎障害や甲状腺機能亢進症を悪化させる可能性もあります．甘草のグリチルリチン酸による偽アルドステロン症，低K血症に伴うミオパチーなどが出現することもあります．肝機能障害や黄疸，成分に対するアレルギー症状，自律神経系の興奮による不眠，発汗過多，頻脈，動悸，息切れ，全身倦怠感などの症状が出現することもあり得ます．麻黄製剤・甘草製剤などとの併用は注意が必要です．

## ● 加味逍遥散（かみしょうようさん）

**処方の目標**　痩せがたで疲れやすく，イライラしやすい，気分にムラがあり落ち着かない，いろいろな物事が気がかりとなりやすく，頭痛・頭重感，肩こり，めまい，不眠，のぼせ，手足の冷え，月経異常，腰痛，便秘，ストレスが多い患者で主に女性．

**処方の対象例** 神経症，血の道症，月経不順，月経困難症，ヒステリーなど．

**構成生薬と特徴** 朮（蒼朮または白朮）と茯苓は胃内の水滞を解消して胃の動きを改善する作用があります．当帰は血行促進作用，牡丹皮は消炎作用があります．芍薬は胃腸の機能を改善する鎮痙作用と鎮痛作用があります．薄荷には発汗作用と鎮静作用があります．柴胡は腹部の熱を下げ，鎮静作用を示します．生姜は健康胃剤で緩衝剤であり，甘草は消炎剤と緩衝剤として添加されています．生姜と甘草は症状を緩和する緩和剤としても期待されて加えられています．この方剤は，臨床的にホルモンバランスの改善作用があると考えられています．現代医学の基礎研究では，不安によるストレスを改善する作用や利胆作用が認められています．婦人科領域の臨床研究では，ホルモン補充療法患者の心因性徴候や更年期障害の改善，月経困難症などの気分障害の改善などの臨床効果が報告されています．機能的消化不良の改善，パニック障害に対する治療効果，統合失調症におけるジスキネジアの改善なども報告されています．

**主な副作用** 胃腸が極端に弱い患者，強い消化器症状がある患者では，胃腸障害を増悪させる可能性があり，慎重投与を行う必要があります．重要な副作用としては，偽アルドステロン症，低 K 血症によるミオパチー，黄疸を伴うことがある薬剤性肝機能障害および腸管膜硬化症があります．副作用として腹痛や下痢などの消化器症状やアレルギー症状として発赤，湿疹，皮膚瘙痒感の出現することもあり得ます．甘草による偽アルドステロン症，低 K 血症に伴うミオパチーが起こり得ます．牡丹皮による流産や早産の可能性があり，妊婦には投与しないことが望ましいといわれています．

第3章 小児に使う主な漢方処方の方剤解説

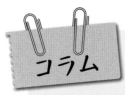

## 蒼朮と白朮

　前述の加味逍遥散や真武湯（しんぶとう），人参湯，消風散（そうふうさん），柴苓湯など様々な方剤に朮という生薬が使用されていますが，朮には蒼朮（そうじゅつ）と白朮（びゃくじゅつ）があります．製薬会社や製剤によって，蒼朮か白朮のいずれかが使われていますが，これらはそれぞれ異なる植物を原基とする生薬です．

　蒼朮は，日本ではキク科のホソバオケラ *Atractylodes lancea* の根茎が原基であり，中国では *Atractylodes chinensis* という別の種の根茎が原基です．白朮は，キク科のオケラ *Atractylodes japonica* の根茎を原基とする日本の生薬ですが，中国のオオバナオケラ *Atractylodes ovate* の根茎が原基として使用されることもあります．

　唐朝時代までの中医学の本には，蒼朮と白朮の区別はなく，朮とのみ記載されており，おそらく *Atractylodes chinensis* が使われていたと思われますが，その後の時代になると蒼朮と白朮の記載が見られます．おそらくオオバナオケラを中国でも使うようになったことがその原因だと思われます．

　明朝時代の1590年に書かれた「本草綱目（ほんぞうこうもく）」には，"蒼朮と白出はいずれも水滞を改善する作用や消化管機能の改善・維持に有効であるが，蒼朮は発汗作用を持つのに対し，白朮は止汗作用を持つ"と記載されており，共通点と相違点が明確に意識されていたようです．江戸時代の吉益東洞は，白朮よりも蒼朮は利水作用が優れていることを理由に蒼朮を使うと明言したそうです．

　これらの生薬は同じ科に属する異なる種の植物の根茎を原基として作られており，今日では含まれている成分はほぼ同等で，薬効も差がないと考えられています．中国から入ってきた生薬を日本で賄うために考え出された代替方法が功を奏したものだと考えられます．現代の漢方エキス製剤は，同じ方剤でもメーカーによって蒼朮が使われていたり，白朮が使われていたり，他の生薬の量や配合割合もいろいろです．それは，各メーカーが漢方エキス製剤の製造の基準として使用している古典的文献の記載が同一ではないためです．同じ文献でも，編纂された時代や編纂者の学派の違いによって，生薬の配合量が微妙に違っているのです．そのため，漢方エキス製剤にはジェネリック医薬品と呼べる製品はありません．

## ●甘麦大棗湯 (かんばくたいそうとう)

**処方の目標**　発作性ないし突発的に興奮する患者，急迫性のけいれんがある患者で感情の変化・起伏が激しい患者，パニック障害様の症状を認める患者，興奮によって昏迷や意識消失などを認める患者を目標にしますが，あくびが目立つ患者にも処方されることがあるとされる方剤です．本来，虚証の患者に使用します．

**構成生薬と特徴**　大棗，小麦，甘草の3つの生薬から構成される方剤です．小麦は身体を冷やすとともに精神安定作用を示すといわれています．大棗は精神安定剤，抗興奮剤としての作用と消化機能改善作用があります．甘草は消炎作用のある緩衝剤であると同時に症状を緩和する緩和剤です．中国では女性のヒステリー，神経症に使用され，その後に小児の疳の虫に処方されるようになったという説が有力です．保険適応症のひきつけは，泣き入りひきつけであると考えると良いでしょう．てんかんのひきつけに対する効果は疑問です．

**主な副作用**　甘草・グリチルリチン酸による偽アルドステロン症，低 K 血症を伴うミオパチーを起こすことがありえます．また，アルドステロン症やミオパチーのある患者や低 K 血症の患者には禁忌です．ループ系・サイアザイド系利尿剤や甘草・グリチルリチン製剤との併用は慎重でなければなりません．

## ●桔梗石膏湯 (ききょうせっこうとう)

**処方の目標**　桔梗湯（桔梗，甘草）の甘草の代わりに石膏を加えたもので，咽頭や扁桃の炎症が強く発熱する患者を目標とする方剤です．つまり，桔梗湯の目標に解熱効果を期待する処方で慢性炎症の急性増悪を示す場合にも適応があると考えられています．咳嗽にも効果があるとされます．扁桃炎，扁桃周囲炎に使用される桔梗湯よりも適応症が広くなり，かつ，副作用が少ないことが知られています．

**処方の対象例**　急性咽頭炎，化膿性扁桃炎，慢性化膿性扁桃炎，上気道炎など

**構成生薬と特徴**　石膏によって炎症部位を冷しながら，桔梗による消炎作用を後押しすることを狙った方剤であるといえそうです．小児か

第3章　小児に使う主な漢方処方の方剤解説

57

ら高齢者まで証に関係なく使用可能な方剤になっています.

**主な副作用**　石膏による消化器症状や抵抗力の低下も長期使用で起こる可能性があります.

## ●桂枝湯 (けいしとう)

**処方の目標**　悪寒,発熱,頭痛があり脈が浮脈で弱い人を温める目的で処方します. 発汗の有無は問わずに処方可能です. 脈を強く触れる人には向きません. 妊婦の感冒に対しても安全であるとされています.

**処方の対象例**　感冒,高齢者のインフルエンザや感冒,頭痛,寒冷暴露による腹痛

**構成生薬と特徴**　「傷寒論」に最初の方剤として記載されている桂枝湯は,プロスタグランジン $E_2$ の放出を抑制する作用があることが確認されている方剤です. 甘草には消炎,鎮咳,鎮痛,鎮痙作用などがあるとされ,芍薬によってその作用が強められると考えられています. 大棗と生姜には精神安定作用や消化機能改善作用を活用する目的で加えられています. 桂枝は体力回復を目的として使用されています.

**主な副作用**　甘草による偽アルドステロン症,低 K 血症に伴うミオパチーが主な副作用であり,甘草含有製剤・グリチルリチン酸製剤との併用には慎重さが必要です. 桂皮に対するアレルギーによる発赤,瘙痒,発疹もあり得ます.

## ●桂枝加芍薬湯 (けいしかしゃくやくとう)

**処方の目標**　桂枝湯には芍薬が含まれていますが,その芍薬を増量した方剤が桂枝加芍薬湯です. 冷え症で腹痛や腹部膨満がある人,極端に冷えると下痢や嘔吐が出る人がこの方剤の処方目標になります. 腹直筋が緊張して触れる虚証の人も対象です.

**処方の対象例**　反復性臍疝痛,過敏性腸症候群,大腸炎,直腸炎など

**構成生薬と特徴**　桂枝湯に芍薬を増量することで,腹部の鎮痛効果,鎮静効果が増強されると考えられている方剤です. しぶり腹にも有効です. 薬効として,止瀉作用,腸管輸送能亢進を抑制する作用がある

ことが研究報告もあります.

**主な副作用**　甘草による偽アルドステロン症，低K血症に伴うミオパチーが主な副作用であり，甘草含有製剤・グリチルリチン酸製剤との併用には慎重さが必要です．桂皮に対するアレルギーによる発赤，瘙痒，発疹もあり得ます.

## ●桂枝人参湯 (けいしにんじんとう)

**処方の目標**　冷えると腹痛，下痢，嘔気などがみられる虚弱な子ども，桂枝加芍薬湯では効果が十分ではない症例などが目標になります．腹部を温める作用があり，特に下痢に効果的であるとされています．体力がやや低下した人向きです．頭痛，頭重感やめまいも使用目標になります.

**処方の対象例**　過敏性腸症候群の下痢，急性胃腸炎の後の遷延する下痢，頭痛など

**構成生薬と特徴**　人参湯が適している体力がやや低下した虚証の人のために考えられた方剤であり，人参湯に桂皮が加えられたものです．桂皮と乾姜には消化管を温めて消化機能を改善する作用があり，新陳代謝を活発にする作用もあります．人参は滋養強壮作用があり，甘草は緩衝剤と緩和剤として加えられていると考えられます．人参湯の証の人で，悪寒やのぼせ，頭痛あるいは片頭痛がある人に特に相応しいと考えられています.

**主な副作用**　甘草による偽アルドステロン症，低K血症に伴うミオパチーが主な副作用であり，甘草含有製剤・グリチルリチン酸製剤との併用には慎重さが必要です．桂皮に対するアレルギーによる発赤，瘙痒，発疹もあり得ます.

## ●桂枝加竜骨牡蠣湯 (けいしかりゅうこつぼれいとう)

**処方の目標**　体格は中等度以下の人で神経質で疲れやすい，あるいは，興奮しやすい人，あるいはのぼせやすい人，足が冷える人，臍の周辺で動悸を触れる人，頻尿傾向のある人が処方の目標となる方剤です.

**処方の対象例**　神経症，不眠症，遺尿症，夜尿症，過敏性腸症候群，体力低下・精力減退，うつ状態，虚弱児の体質改善，夜泣きなど

**構成生薬と特徴**　桂枝湯に竜骨と牡蠣を加えたもので，竜骨と牡蠣には精神安定作用と滋養強壮作用もあります．神経過敏な人のための方剤です．現代医学的には，血液中のα-アミラーゼ活性化抑制作用やアルツハイマーの周辺症状であるせん妄や興奮などを改善する臨床効果が報告されています．竜骨は化石化した動物の骨です．

**主な副作用**　甘草による偽アルドステロン症，低K血症に伴うミオパチーが主な副作用であり，甘草含有製剤・グリチルリチン酸製剤との併用には慎重さが必要です．桂皮に対するアレルギーによる発赤，瘙痒，発疹もあり得ます．

## ●桂枝茯苓丸 (けいしぶくりょうがん)

**処方の目標**　瘀血に対する基本治療薬であり，末梢循環障害に対する治療効果を発揮する方剤であると理解するとよいと思います．下腹部のどこかに圧痛がある人は，特にこの方剤が適しているといわれています．貧血の傾向がない人に瘀血がある，弾力性のある腹部を認めるなどの傾向もあります．血圧が関与する女性の肩こり，めまい，頭痛，のぼせなどにも処方されます．思春期の女性にも有効です．

**処方の対象例**　月経不順，月経困難症，子宮内膜症，更年期障害，打撲，蕁麻疹，湿疹，痔核，神経痛など

**構成生薬と特徴**　桂枝は瘀血改善作用，健胃作用があり，茯苓は抗水毒作用（水滞改善作用）や精神安定作用があります．芍薬は赤芍（せきしゃく）が使用され，瘀血改善作用があります．白芍（はくしゃく）という種類の芍薬は，中国では瘀血改善作用はないと考えられています．ただし，いずれの芍薬にも鎮痛作用と鎮痙作用は共通にあるとされています．桃仁（とうにん）と牡丹皮（ぼたんぴ）も瘀血を改善し，積極的に末梢微小循環を改善する作用を示します．桃仁には潤腸作用があり，牡丹皮には消炎作用があります．桃仁と牡丹皮には子宮収縮作用あると考えられており，この2つの生薬を陣痛促進剤や流産促進剤として使われることがあり，妊婦には使用を避ける方が良いかも

しれません．現代医学の研究報告では，血流改善作用，抗炎症作用，抗動脈硬化作用，脂質低下作用，糖尿病や糖尿病性腎症の改善効果，アトピー性皮膚炎治療に対する有用性，腎不全の改善効果，閉経後の高血圧に対する治療効果，脂肪肝の改善効果，月経過多を含む月経困難症に対する治療効果，更年期障害に対する治療効果が認められるとする論文が発表されています．特に，この方剤に大黄を加えると更年期障害に対する治療効果が増大すると言われています．

**主な副作用**　肝機能障害，黄疸を生じる可能性があります．桂皮に対するアレルギーによる発赤，瘙痒，発疹などの症状が生じることもあり得ます．また，消化器症状として食欲不振，胃部不快感，悪心，下痢などが出現することがあり得ます．また，牡丹皮による子宮収縮作用による流産や早産の恐れがあることから，妊婦には投与しない方が望ましいとされています．

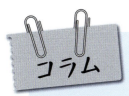

## コラム　桂枝と桂皮とシナモン

　桂枝湯など桂枝の名前がついている方剤には，桂枝は入っていません．実際に入っているのは，桂皮です．桂枝は，日本薬局方の記載によると *Cinnamomum cassia*，つまり，代表的なカシアであるケイの樹皮です．桂枝と桂皮は異なるという意見もあるようですが，科学的な成分分析をしても両者には違いはないそうです．しかも桂皮あるいは桂枝は，後述するようにシナモンという香辛料やその原材料ではありません．

　中国では桂枝のことを肉桂（ろーぐぇい）と言います．これは日本語でニッケイと呼ばれる植物から採れるニッキという香辛料のことではありません．しかし，日本には桂皮とシナモンやニッキあるいはニッケイを混同している人がいるようです．その理由は，肉桂と書いて，日本語でニッキあるいはニッケイと読むことだと思われます．同じ漢字でも日本語と中国語では意味がことなる単語は少なくありません．この点をさらに詳しく説明すると次のようになります．

ニッキは私が生まれた京都の名物の一つである八ツ橋にも使われています．これはニッケイ *Cinnamomum sieboldii* というケイとは異なる植物から採れる香辛料です．また，中国では桂皮といえば，食材や香辛料として使用されるヤブニッケイという，これまた別の植物の樹皮のことだそうです．ケイもニッケイもヤブニッケイもシナモンではありません．

香辛料の専門家たちの間でシナモンと呼ばれているのは，スリランカシナモンという別名がある植物で，学名は *Cinnamomum verum* といい，和名はセイロンシナモンです．これが本来のシナモンとして欧米を含めて世界の香辛料専門家の間で認識されています．

実は，逆に日本の桂枝が桂皮であってセイロンシナモンではないということを知らない香辛料の専門家もいて，シナモンを桂枝スティックと表現する誤りをしている場合もあります．どんな分野の専門家でも早とちりをすることはあるようです．

ニッキが採れるヤブニッケイや桂皮が採れるケイあるいはベトナムシナモン，ジャワニッケイなどの類似の植物から採れる香辛料は，カシアと総称されるシナモンに似た香辛料として，香辛料の専門家には認識されています．

カシアはシナモンよりも大量に採れる低価格な香辛料です．アメリカでは，カシアもシナモンも同じようなものとしてシナモンというラベルを貼ることが公的に認められています．そのため，アメリカの会社が取り扱って日本に輸入されたシナモンには，カシアがかなり含まれていますから，本物のシナモンを口にしている人はそう多くはないのではないか，と考えられます．

カシアは赤茶色のものが多く，シナモンは薄茶もしくは黄褐色だとされますが，加工によって薄茶になって刺激もシナモン並みにマイルドになったカシアもありますから，簡単には区別できないようです．

いろいろな医学書や医学雑誌に「桂皮はシナモンなので，シナモンが苦手な場合は服用が難しい」と書かれていますが，本当は「桂皮はシナモンによく似た味がするカシアの一種なので，シナモンが苦手な患者は内服が難しい」と書くべきです．

シナモンと桂枝などのカシアは同属異種の植物であり，抗原性が類似しています．そのため，シナモンアレルギーのある人が桂枝などのカシアにアレルギー反応を示すことはあり得ます．もちろん，カシアアレルギーがあればシナモンアレルギーを示すこともあります．実際に，シナモンアレルギーのある患者にカシアである桂皮に対するアレルギー症状が出たという症例報告は少なくありません．しかし，過去のそれらの報告のほとんどが，

桂皮あるいは桂枝をシナモンと同一であるとする初歩的な誤りを犯しています．植物の学名を確認すれば，すぐに気づくことができるのですが….

西洋薬の気管支拡張剤はすべて鎮咳作用がないにもかかわらず，気管支拡張剤を「末梢性鎮咳剤」として分類している大先生が書かれた権威のある本に記載されている間違った情報のために「ホクナリンテープを咳が酷い時に貼りなさい」という不適切な患者指導をする医師と古い本に書かれている「桂皮はシナモンである」という既述を鵜呑みにする医師に本質的な違いはないと思うのは，果たして私だけでしょうか？

ちなみに，桂皮と一緒に桂枝茯苓丸に入っている樹皮が採れる牡丹という植物は，中国の国花です．また，中国では小児のヘルペス性口内炎に対して，六味地黄丸（六味丸）に肉桂（ろーぐぇい），つまり日本でいう桂皮を加えた煎じ薬が処方されることがあります．また，六味地黄丸のエキス製剤も中国では中成薬としても製造・販売されており，顆粒タイプと液剤タイプの製品があります．

## ●啓脾湯（けいひとう）

**処方の目標**　胃腸が弱く，冷えると軟便になり，便性がなかなか改善せず軽度の腹痛が持続する体力が弱い傾向のある小児や老人が目標になります．顔色がすぐれない虚証タイプの人が主な目標になると思われます．泡が混じる液状の便を目標にすると効果的であるとの記載も専門書にはみられます．

**処方の対象例**　胃腸炎や感冒性胃腸症の遷延する軟便や軽い下痢など，泥状の慢性下痢

**構成生薬と特徴**　山査子（さんざし）は，消化機能を改善する生薬です．主剤である人参は腹部を温める作用や消化機能を改善する作用，滋養作用をもちます．茯苓と陳皮は水滞を解消します．茯苓は精神安定作用や消化機能改善作用もあります．甘草は消炎作用としぶり腹による激しい腹痛を軽減する緩和作用を目的に加えられています．朮は白朮が使用されることが多く，消化器系統全般の機能改善を目的として加えられています．沢瀉（たくしゃ）は，水毒を改善し，発熱を抑制します．蓮肉（れんにく）は，腎機能改善・消化機能改善・精力増

強効果があります．山薬（さんやく）にも腎機能改善効果と消化機能改善効果があります．ここでは水滞と水毒を区別しています．"とどこおる"と"どく"の違いを意識した表現として使い分けているわけです．

**主な副作用**　甘草による偽アルドステロン症，低 K 血症に伴うミオパチーが主な副作用であり，甘草含有製剤・グリチルリチン酸製剤との併用には慎重さが必要です．桂皮に対するアレルギーによる発赤，瘙痒，発疹もあり得ます．

## ●呉茱萸湯（ごしゅゆとう）

**処方の目標**　片頭痛や筋緊張性頭痛のような発作性の激しい頭痛が目標で，下肢が冷える心窩部から上腹部につかえた感じがする人や後頸部が痛む人，片頭痛の痛む側の頸部の筋肉が硬くなる人，肩こりに嘔気・嘔吐を伴う虚証や中間証の人が目標となります．また，そのような証のある人の急性・慢性胃腸炎にも有効であるとされています．

**処方の対象例**　片頭痛，筋緊張性頭痛，慢性頭痛，急性・慢性胃腸炎

**構成生薬と特徴**　主薬の呉茱萸は，胃腸を温め，頭痛と頭痛に伴う嘔気・嘔吐を抑制する作用があります．化学物質としてエボシアミン，ルテカピン，シネフリンなどのアルカロイドを含有しており，鎮痛作用や子宮収縮作用があることが薬理学的に示されています．シネフリンは自律神経作動薬として一過性に強心作用を示すことが報告されています．生姜は身体を保温し，制吐作用も示すとされます．大棗は健胃作用と精神安定作用があります．人参は身体を温める作用と消化機能改善作用もあります．この方剤は，日本頭痛学会が作成している"慢性頭痛の診療ガイドライン"で有効性とそのエビデンスの存在が認められています．現代医学における研究として，血小板凝集抑制作用や血流改善作用，片頭痛の改善効果が報告されています．ベータ遮断薬（β遮断薬）やエルゴタミン製剤あるいはトリプタン系薬剤が使えない片頭痛の患者に対しては，この方剤や苓桂朮甘湯（りょうけいじゅつかんとう）や既出の桂枝人参湯が投与され，有効性を示す場合が少なくありません．かなり苦い味の方剤です．

**主な副作用**　人参による蕁麻疹や発赤が生じる可能性があります．

**参考**　苓桂朮甘湯は，体力が比較的低下した人で，心窩部の振水音があり，つまり，胃の中に水が留まっている（胃内停水）場合で，立ちくらみや動悸がある人を目標に処方される方剤です．息切れ，頭痛，片頭痛，のぼせ，尿量減少，軽度の浮腫を認める人がよい適応になると考えられています．茯苓，桂皮，朮（蒼朮または白朮），甘草からなる方剤です．

## ●五苓散（ごれいさん）

**処方の目標**　口渇があって水を飲んでも尿量が少なく，嘔吐や下痢をすることもある人が処方の目標となり，証にはさほど関係なく症状だけを考えても効果が期待できる方剤です．水毒が関与している様々な疾患に効果があると考えられます．嘔吐が激しいときは微温湯に溶解して注腸すると即効性を示します．なんとか内服が可能なら，少量頻回投与を行うことも有効です．心窩部に軽度の水振音を認める患者が多いとされます．

**処方の対象例**　嘔吐や水瀉性下痢を伴う感冒性胃腸症や急性胃腸炎，アセトン血性嘔吐症，二日酔い，片頭痛，三叉神経痛，小児ストロフルス，クインケ浮腫，腎炎，ネフローゼ症候群，メニエール病，うっ血性心不全，脳浮腫などに使用されます．浮腫や尿量減少，口渇を伴う頭痛にも有効であることが知られています．近年では，帯状疱疹による急性神経炎や低気圧が影響する頭痛，気圧の低下に伴う耳痛などにも五苓散の効果があることが知られています．

**構成生薬と特徴**　茯苓，朮（白朮または蒼朮），沢瀉（たくしゃ），猪苓（ちょれい），桂枝から構成される方剤が五苓散です．五苓散は，細胞膜にあるアクアポリン（AQP）という水チャンネルのうち，AQP4とAQP5を抑制することで発揮されることが知られており，猪苓，朮，茯苓がその作用をもっていることが確認されています．この作用は，濃度依存性があるとの報告もあります．その他にも，薬理学的にはアルコール代謝改善作用，利水作用（浮腫改善作用），消化管運動改善作用があることが知られており，急性胃腸炎の初期症状の改善，頭痛やめまい・乗り物酔い，硬膜下血腫や脳梗塞に伴う脳浮腫の改善・脳梗塞急性期の神経学的所見の改善など様々な効果が知られてい

ます．また，微温湯に溶解して注腸投与する方法は，救急医療の現場でも有用性が認められています．自家製坐剤を調製して使用する方法も有用です．

**主な副作用**　発疹，発赤，瘙痒などのアレルギー症状が生じる可能性があります．

**参考**　五苓散に小柴胡湯を等量加えると，柴苓湯になります．つまり，柴苓湯は五苓散と小柴胡湯の合方です．柴苓湯は五苓散よりも炎症症状・炎症所見の強い胃腸炎に投与するとしばしば著効を示します．ネフローゼ症候群に対する治療効果にもエビデンスがあります．小児 IgA 腎症の治療ガイドラインでも柴苓湯の有効性が認められています．五苓散と同じく注腸投与や自家製坐剤による投与も有効性が確認されています．柴苓湯には，いろいろなエビデンスデータが報告されており，ステロイド様抗炎症作用もあることが知られています．なお，肝機能が悪化している症例への五苓散の投与は，茵蔯五苓散（いんちんごれいさん）として行います．この方剤は五苓散に茵蔯を加えたもので，便秘のある人にはあまり使いません．口渇，尿量減少，腹部膨満があるネフローゼや肝硬変などの腹水や浮腫を治療対象としており，必要に応じて小柴胡湯や大柴胡湯と併用されることもあります．つまり，柴苓湯を強化する形で使用されることもあるわけです．

## ●柴胡加竜骨牡蠣湯（さいこかりゅうこつぼれいとう）────●

**処方の目標**　柴胡剤と類似した証，つまり，胸脇苦満や上腹部の膨満があり，臍の上下で動悸を触れることがある人で，精神不安ないし神経過敏，易興奮性，不眠がみられる人，さらには興奮による錯乱や痙攣がある人が目標になります．動悸や息切れを自覚する人もありますが，一般的には比較的体力がある人が対象になると考えられています．

**処方の対象例**　神経症，不眠症，高血圧症，動脈硬化症，てんかん，ヒステリー，神経性心悸亢進症，脳出血後遺症，バセドー病，気管支喘息，円形脱毛症など

**構成生薬と特徴**　小柴胡湯から甘草を取り除いたものに，桂皮，茯苓，牡蠣，竜骨を加えたものです．現代医学の研究では，男性ホルモン増加作用，心疾患予防効果，骨粗鬆症予防効果，ストレスによる諸症状の改善効果，血管平滑筋遊走抑制効果，抗腫瘍作用，血管再狭窄抑制作用，抗動脈硬化作用，血圧降下作用，鎮痛効果，中枢抑制作

用，脳脂質過酸化抑制作用が報告されているほか，アルツハイマー型認知症の周辺症状の改善効果，緊張性頭痛の改善効果など様々な臨床報告もあります．

**主な副作用**　大黄による消化器症状の悪化が考えられるため，下痢・軟便のある患者や胃腸が虚弱な患者，体力が著しく低下している患者に対しては慎重投与が必要です．重大な副作用として，間質性肺炎，肝機能障害，黄疸などが見られることがあります．また，桂皮や人参に対するアレルギー症状として，発疹，瘙痒，発赤などが生じる可能性があります．インターフェロン製剤との併用は避けることが望ましいとされています．

## ●柴胡桂枝乾姜湯（さいこけいしかんきょうとう）

**処方の目標**　胸脇苦満や上腹部の膨満があり，臍の上下で動悸を触れることがある人で虚証の傾向が柴胡加竜骨牡蠣湯よりも強い人向きの方剤です．体力が弱く，血色も優れず，心悸亢進，息切れ，口渇などがあり，脈は弱く，腹部の張りも弱く，腹部大動脈の動悸をよく触れる人で心窩部や臍上部で振水音がすることがある人もいます．

**処方の対象例**　血の道症，月経不順，神経症，感冒が慢性化してすっきりしない人，肺炎などのほか，産後の回復不全や不眠症，急性・慢性胃炎，胃・十二指腸潰瘍，肝炎にも使用されることがあります．

**構成生薬と特徴**　柴胡と黄芩，栝楼根（かろごん），桂皮，牡蠣，乾姜，甘草から構成されている方剤です．生薬の名前から想像できるように抗炎症作用，保温作用，精神安定作用などがあり，心的外傷ストレス障害を改善する効果が報告されています．

**主な副作用**　間質性肺炎，肝機能障害，黄疸，偽アルドステロン症，低 K 血症に伴うミオパチーあるいはアレルギーによる発疹，瘙痒，発赤が生じる可能性があります．インターフェロン製剤との併用は避けることが望ましいとされています．

## ●柴胡桂枝湯（さいこけいしとう）

**処方の目標**　小柴胡湯と桂枝湯の合方で，これら 2 剤を等量混ぜると

作れます．熱のある病気に対して使用するときは小柴胡湯の証として悪寒，発熱，身体の痛みなど表の証として認められる症状を改善すべき目標として処方します．それ以外の場合には，胸脇苦満があって，普段は鍛錬していない腹直筋が強く張っている場合を目標とします．

**処方の対象例**　普通感冒，インフルエンザ，胃炎，胃潰瘍，十二指腸潰瘍，気管支喘息，てんかん気質，夜尿症，胆石症，胆囊炎，神経症など

**構成生薬と特徴**　小柴胡湯と桂枝湯の生薬を合わせたもので，柴胡，半夏，黄芩，甘草，桂皮，芍薬，大棗，人参，生姜の9種類から構成されています．柴胡と黄芩により抗炎症作用が増強されていると考えられる処方です．半夏による嘔吐抑制作用や桂皮による保温効果，芍薬による鎮痛作用，人参による滋養強壮作用，甘草による鎮痛などによる症状の緩和作用を考慮した処方であると考えると理解しやすいかもしれません．精神疾患に対する精神安定作用もあり，胆道ジスキネジー，過敏性腸症候群などにも効果が期待できると考えられています．

**主な副作用**　間質性肺炎，肝機能障害，黄疸，偽アルドステロン症，低K血症に伴うミオパチーあるいはアレルギーによる発疹，瘙痒，発赤や蕁麻疹が生じる可能性があります．また，下痢，消化不良，便秘あるいは膀胱炎・膀胱炎様症状（頻尿，排尿痛，血尿，残尿感など）が生じることもあります．インターフェロン製剤との併用は避けることが望ましいとされています．

## ●芍薬甘草湯（しゃくやくかんぞうとう）

**処方の目標**　時代劇に登場するお姫様が持病の勹で苦しい時，つまり，胆道疝痛などによる右季肋部痛や腹痛に対して内服するのが芍薬甘草湯です．本来は横紋筋の異常な痙縮によるこむら返りに使用されますが，胆石や尿路結石による疝痛，便秘に伴う消化管の急激な痙縮による激しい腹痛など平滑筋による痛みにも効果を示します．証には関係なく効果が期待でき，即効性もあり，注腸投与が可能です．通常は，頓服薬として使用します．こむら返りの予防薬としての長期使用

の効果は期待できません．他の方剤と混ぜて内服することも可能です．また，単独で微温湯に溶かして注腸投与するか，自家製坐剤を調製して使用しても効果があります．

**処方の対象例**　こむら返りなど急激に生じる筋肉の疼痛，筋肉痛，腹痛，胃痛など

**構成生薬と特徴**　芍薬と甘草といういずれも鎮痛作用と鎮痙作用をもつ生薬で構成されている方剤で，証に関係なく各種の痛みに使用して効果が期待できます．下肢痛や関節痛にも使われることがあります．現代医学における研究として，筋収縮の抑制作用が報告されています．また，子宮筋収縮抑制作用も報告されています．月経困難症や多嚢胞性卵巣症候群などにおける月経に伴う疼痛の緩和作用，胸郭出口症候群などの疼痛緩和作用があることが臨床研究によって報告されています．

**主な副作用**　偽アルドステロン症，低 K 血症に伴うミオパチーを起こすことがあり，アルドステロン症，ミオパチー，低 K 血症のある患者には禁忌です．間質性肺炎，肝機能障害，黄疸，偽アルドステロン症，低 K 血症に伴うミオパチーあるいはアレルギーによる発疹，瘙痒，発赤や蕁麻疹が生じる可能性があります．また，うっ血性心不全や心室細動，心室頻拍，Torsades de Pointes などを悪化させる，あるいは，出現させる可能性が疑われており，血清 K 測定を適宜行い，動悸，息切れ，倦怠感，めまい，失神などの症状が見られたら，ただちに投与を中止して，適切な処置を行う必要があります．使用期間は，必要最小限に留めるよう，経過観察を行うことが必要です．

## ●十全大補湯（じゅうぜんたいほとう）

**処方の目標**　気力，体力とも低下している貧血傾向がある人が治療の目標となる方剤で，全身衰弱に効果があると記載されている漢方書がたくさんあります．普段は健康な人の一過性の気力・体力の低下，消耗にも効果があるとされています．虚証で体力低下が目立つ情況で使用する方剤の代表格です．

**処方の対象例**　病後・術後や産後の体力低下，子宮脱，各種の貧血，

痔ろう

**構成生薬と特徴**　婦人科の代表的な処方である四物湯（しもつとう）と四君子湯（しくんしとう）に黄耆（おうぎ），桂皮，地黄，芍薬，川芎，朮（蒼朮または白朮），当帰，人参，茯苓，甘草から構成される方剤です．当帰，川芎，地黄には血行促進作用や貧血改善作用があり，人参や黄耆には滋養強壮作用や消化機能改善作用などがあり，茯苓と朮には水滞を改善する利水作用と精神安定作用があるとされています．近年は，婦人科領域の悪性腫瘍や消化管悪性腫瘍に対する化学療法の副作用軽減を目的に処方されることが多くなっているようです．脂肪肝の改善作用や予防作用があるとの報告があるほか，現代医学における研究から，免疫増強作用，血管新生抑制作用，癌転移抑制作用，抗腫瘍抑制効果，骨粗鬆症改善効果などを認めたとする報告もあります．アトピー性皮膚炎や中耳炎，関節リウマチに対する治療効果を認める報告もあります．なお，より体力が低下した患者に対しては，補中益気湯（ほちゅうえっきとう）が処方される傾向にあります．

**主な副作用**　肝機能障害，黄疸，偽アルドステロン症，低 K 血症に伴うミオパチーあるいはアレルギーによる発疹，瘙痒，発赤や蕁麻疹が生じる可能性があります．また，時には下痢，食欲不振，胃部不快感，悪心などが生じることがあります．

## ●小建中湯（しょうけんちゅうとう）

**処方の目標**　虚弱体質で，疲れやすい人や，普段は元気な人が体力を急に消耗したときなどの治療を目的とした方剤です．腹壁が薄くて腹直筋が緊張しているタイプの人，および，腹部が軟弱で蠕動の亢進があるタイプの人が主な適応になります．後者は大建中湯の証に類似しているかもしれません．小児の場合は腹痛や夜尿，四肢の倦怠感などが目標の症状になることが少なくありません．

**処方の対象例**　虚弱児の体質改善，夜尿症，小児の感冒・麻疹・肺炎に伴う腹痛，神経症，小児喘息，夜泣きなど

**構成生薬と特徴**　小建中湯の中は消化管のことを意味し，健中とは消化機能を調えるという意味です．桂皮には腹部全体を温めて発汗を促

す作用もあります．芍薬は鎮痛作用を目的に加えられており，これに甘草による鎮痛効果も期待されています．芍薬甘草湯をベースに身体を温める生姜や桂皮，精神安定作用がある大棗を加えたものであると解釈することもできます．臨床研究として夜尿症に対する治療効果が報告されています．起立性調節障害や反復性臍疝痛のような心理的因子が影響するような疾患に使われる傾向があります．生薬のほかに，膠飴（こうい）が添加されているので，味は甘くわずかに苦いといわれています．子どもには比較的飲みやすいようです．膠飴は麦芽糖です．

**主な副作用**　偽アルドステロン症，低 K 血症に伴うミオパチーあるいはアレルギーによる発疹，瘙痒，発赤や蕁麻疹が生じる可能性があります．甘草含有製剤・グリチルリチン酸製剤との併用には注意が必要です．

**参考**　黄耆建中湯（おうぎけんちゅうとう）：小建中湯に黄耆を加えたもので，虚弱で疲れやすく，気力がなく，血色が優れない患者が主な対象になります．多汗，盗汗も処方の目標になります．強弱児の体質改善，病後や術後の体力回復のほか，下腿潰瘍や痔ろうなどの治療薬としても処方されます．

## ●小柴胡湯（しょうさいことう）

**処方の目標**　太陽病の時期が過ぎ去った少陽病の発熱や熱感が認められる人で胸脇苦満がある場合が処方の目標になります．舌の白苔，咽頭や喉頭の乾燥感ないしイガイガ感あるいは食欲不振，悪心，嘔吐などを伴うこともあります．体格がよく，体力が中等度ある人が対象となるという表現もしばしばされています．

**処方の対象例**　普通感冒やインフルエンザの経過中，扁桃炎，咽頭炎，喉頭炎，肝炎あるいは胃腸炎など

**構成生薬と特徴**　柴胡の含有量が最も多い柴胡剤であり，呼吸器や消化管に対する抗炎症作用を示す柴胡と黄芩，悪心・嘔吐を抑制する半夏と人参，消化管機能を正常に保つ大棗と生姜が含まれています．人参と生姜は保温効果と滋養強壮作用があります．甘草は方剤の作用をマイルドにする緩衝剤として加えられているほか，症状の緩和や鎮痛剤あるいは鎮咳剤としての効果も狙っていると解釈されています．慢

性 C 型肝炎などの肝炎治療における肝庇護剤として使用されることも多く，気管支炎や肺炎の咳や痰の軽減にも使用されます．慢性胃腸障害や産後回復不全など幅広く処方される方剤です．現代医学における研究では，肝障害抑制作用，肝血流量減少抑制作用，肝再生促進作用，肝繊維化抑制作用，免疫調節作用，抗炎症作用などが報告されているほか，二重盲検法により臨床効果が確認された報告がある疾患として，かぜ症候群と慢性活動性肝炎が知られています．

**主な副作用**　間質性肺炎が最も重大な副作用であり，特に肝硬変や肝癌の患者でインターフェロン療法を実施している場合や慢性肝炎で肝機能障害の存在と血小板数が単位当たり 15 万未満の症例はこの方剤は禁忌であるとされています．体力が著しく低下している患者では肝障害などの副作用が生じやすく慎重投与が必要となります．甘草による偽アルドステロン症，低 K 血症に伴うミオパチー，肝機能障害や黄疸のほか，発疹，瘙痒，蕁麻疹などのアレルギー症状や食欲不振，胃部不快感，嘔吐，下痢などの消化器症状や頻尿，排尿障害が稀にみられるといわれています．ただし，小児では間質性肺炎の報告例はこれまでのところは，ありません．

## ●小青竜湯 (しょうせいりゅうとう)

**処方の目標**　心窩部に水振音を認めるような，水毒に障害されやすい体質の人が，花粉やウイルスなど外部からの刺激で喘鳴や咳，水様性鼻汁，くしゃみなどを呈した場合が処方の目標になります．

**処方の対象例**　急性鼻炎，アレルギー性鼻炎，気管支喘息，喘息性気管支炎，気管支炎，肺炎，結膜炎，ネフローゼ・腎炎の初期など

**構成生薬と特徴**　桂皮と麻黄により発汗させて解熱を図り，消化管機能を改善する半夏による鎮咳作用を狙っていると解釈されています．細辛 (さいしん) と五味子 (ごみし) は咳や痰を軽くする作用をもつ生薬で，半夏と同じく水滞を除去する利水薬です．細辛と乾姜は保温効果をもち，芍薬は消炎・鎮痛作用をもちます．通年性鼻アレルギーに対するくしゃみや鼻汁，鼻閉の軽減効果が二重盲検試験で確認されています．抗アレルギー作用と抗炎症作用を認める研究報告もありま

す.

**主な副作用**　偽アルドステロン症，低 K 血症に伴うミオパチーを起こすことがあり，アルドステロン症，ミオパチー，低 K 血症のある患者には禁忌です．間質性肺炎，肝機能障害，黄疸，偽アルドステロン症，低 K 血症に伴うミオパチーあるいはアレルギーによる発疹，瘙痒，発赤や蕁麻疹が生じる可能性があります．麻黄製剤，エフェドリン類含有製剤，MAO 阻害剤，甲状腺製剤，カテコールアミン製剤，キサンチン製剤との併用は交感神経刺激作用が増強されることによる副作用が生じやすく，併用には慎重さが必要です．甘草製剤，グリチルリチン酸製剤，ループ利尿剤，サイアザイド系利尿剤との併用も偽アルドステロン症，低 K 血症に伴うミオパチーを生じるリスクが高くなるため，併用は慎重であるべきです．

## ●消風散（しょうふうさん）

**処方の目標**　実証タイプで体力がある人の発赤を伴う皮膚炎，熱感やじくじく感および強い瘙痒感を伴う皮膚炎や湿疹で，口渇人がよい目標になります．

**処方の対象例**　湿疹，皮膚炎，皮膚瘙痒症，老人性乾燥性皮膚炎，アトピー性皮膚炎，小児ストロフルス，尋常性乾癬など

**構成生薬と特徴**　苦参（くじん），石膏，知母（ちも）による消炎作用は皮膚の紅斑を軽減し，蒼朮（そうじゅつ）または白朮（はくじゅつ）と木通（もくつう）は利尿を促し水滞を解消する利湿作用により湿潤した湿疹や皮膚炎を改善し，当帰と地黄および胡麻（ごま）は滋潤作用があり皮膚の乾燥を改善するとされています．そして，防風，荊芥（けいがい），牛蒡子（ごぼうし），蝉退（ぜんたい）によって瘙痒を抑制させる作用があるとされます．つまり，あらゆる湿疹と皮膚炎のファーストチョイス的ないし基本治療薬的な発想で使用できる方剤です．防風，荊芥は皮膚の熱を下げる作用もあります．甘草は処方全体を緩和する役目があります．荊芥はアクアポリン 3（AQP3）抑制作用によって皮膚の水分を保ち，皮膚に潤いを与えることが科学的に証明されています．

**主な副作用** 甘草のグリチルリチン酸による偽アルドステロン症や低 K 血症に伴うミオパチーのほか，生薬によるアレルギー反応や下痢，軟便，食欲不振などの胃腸症状が出現することがあり得ます．

## ● 真武湯（しんぶとう）

**処方の目標** 古くは玄武湯と呼ばれていた方剤です．胃腸に水毒が停滞して起きる諸症状に効果があるとされ，腹痛，下痢にめまいを伴う場合が最も効果が期待できる処方であるといわれています．腹部が軟弱で，手足が冷たく脈が弱くて触れにくい倦怠感・疲労感が強い人は特に効果が期待できるとされます．

**処方の対象例** 内臓下垂，低血圧症，慢性胃腸炎，慢性下痢，慢性腎炎，蕁麻疹，慢性湿疹，脳溢血（脳梗塞，脳出血）など

**構成生薬と特徴** 茯苓と朮（白朮または蒼朮）は利水剤で，生姜は身体を保温し消化機能を改善させる作用を示します．芍薬は鎮痛剤・鎮痙剤であり，附子（ぶし）は新陳代謝改善作用，鎮痛作用，強心作用があります．虚証のかぜ症候群にも処方される方剤です．脳血管障害患者における疲労，倦怠感，めまい，頭痛などの自覚症状を改善させることを示唆するいくつかの報告があります．脳梗塞後の肩関節周囲炎や上肢の慢性的な痛みに劇的な効果を示すことがあります．

**主な副作用** 附子による心悸亢進，のぼせ，舌のしびれ，悪心および生薬によるアレルギー症状としての発赤，湿疹，瘙痒が現れることがあり，附子を理由に妊婦には使用を避けるべきだとされています．

## ● 大建中湯（だいけんちゅうとう）

**処方の目標** 腹部が軟弱で弛緩し，水やガスが停滞しやすく便秘があり，蠕動運動により腹痛や嘔吐が生じる人，腸の蠕動が低下して腹部が膨満しガスが著明に溜まり腹痛が強くなる人の 2 種類の人が処方の目標になります．目標になる人は，虚証か中間証で冷え症の人が多いとされます．

**処方の対象例** 術後のイレウスとその予防，消化管機能の低下，便秘など

**構成生薬と特徴**　乾姜，人参，山椒（さんしょう）の３種類の生薬に膠飴が加えられた方剤です．乾姜と山椒は消化管血流改善作用があり，腹部を温めて腹痛を緩和する効果があるとされています．人参は，滋養強壮作用と消化機能改善作用があり，膠飴は内服を容易にするために添加されていますが，身体を潤す作用を期待しているとの説もあります．2013年に刊行された"小児慢性機能便秘症診療ガイドライン"において，機能性便秘に対する維持療法として大建中湯の使用も記載されています．大黄とその有効性成分であるセンナリド製剤（センナなど）で腹痛や下痢を認める小児や高齢者などに対しては大黄が入っていない大建中湯が適切だと考えられています．外科領域ではエビデンスのある治療法として，癒着性イレウスや麻痺性イレウスの治療や予防に使用されています．また，便秘だけではなく，過敏性腸症候群やクローン病，潰瘍性大腸炎などにも処方されます．現代医療における研究では，大建中湯には消化管運動改善作用，消化管過剰運動抑制作用，イレウス改善作用，消化管ホルモン分泌促進作用，腸管血流増加作用などが報告されています．なお，小建中湯は，より虚弱な小児で急劇な激しい痛みを訴える症例に処方される方剤です．

**主な副作用**　肝機能障害のある患者に投与すると，肝機能を悪化させる可能性があり，慎重投与が求められています．間質性肺炎や肝機能障害，黄疸を生じる可能性もあるとされています．人参によるアレルギー反応として，発赤，湿疹，瘙痒が生じる可能性があるとされています．腹痛，下痢，胃部不快感など消化器症状が出ることもあり得ます．

## ●治頭瘡一方（ぢずそういっぽう）

**処方の目標**　比較的体力のある中間証か実証の人で，陽証の分泌物・びらん・痂皮を伴う発疹，皮膚瘙痒感，便秘などがある湿疹や化膿性皮膚疾患が主な目標となります．

**処方の対象例**　顔面や頭部の分泌物や痂皮を伴う湿疹・化膿性皮膚疾患

**構成生薬と特徴**　紅花（こうか），忍冬（にんどう），荊芥，連翹，蒼

朮，防風，川芎，大黄，甘草からなる方剤です．連翹，忍冬，防風，荊芥には皮膚温を下げ炎症を抑える作用があり，川芎と紅花には血液循環改善作用があると考えられています．蒼朮は体内の過剰な水分を水毒として排除する利水作用をもちます．大黄は便秘を改善する瀉下作用によって熱を体外に排泄すると考えられています．甘草は，方剤全体の作用を和らげる緩衝剤と鎮痛剤や抗炎症薬としての効果による症状の緩和を狙って加えられていると解釈できます．現代医学における研究では，免疫寛容の誘導をする作用，抗アレルギー作用，抗炎症作用が報告されており，頭部の脂漏性湿疹やアトピー性皮膚炎にも処方されています．主に乳幼児が対象患者であるとされますが，成人にも使用できます．

**主な副作用**　大黄や川芎による各種の胃腸症状が出現する可能性があります．甘草による偽アルドステロン症や低 K 血症に伴うミオパチーにも注意が必要です．胃腸が弱い小児では激しい下痢で脱水の可能性があるとされ，注意が必要です．

## ●中建中湯（ちゅうけんちゅうとう）

**処方の目標**　小建中湯と大建中湯を等量ずつ混ぜたもので，両方の方剤の目標の中間的な症状を訴える腹痛や便秘，夜尿を訴える小児や高齢者などに使用することがあります．

**処方の対象例**　慢性腹痛，反復性臍疝痛，便秘，夜尿症など

**構成生薬と特徴**　この方剤は市販されていません．通常は，同一製薬会社が製造している大建中湯と小建中湯を混ぜ合わせて調剤します．そのため，両者の作用をほどほどに持ち合わせた方剤であり，作用も両者のほどよいミックスのようになるとされています．

**主な副作用**　偽アルドステロン症，低 K 血症に伴うミオパチー，胃腸障害を生じる可能性があります．生薬によるアレルギーも他の方剤同様に生じる可能性があります．

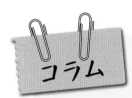

## コラム 忍冬の話

　忍冬は，スイカズラの葉と茎がその原基です．スイカズラとスイカズラ科の植物の花蕾を原基とする生薬を中国では金銀花（チンインファー）と呼び，消炎作用や抗ウイルス作用があると考えられています．日本でも江戸時代には，キンギンカとして知られるようになっていたようです．

　現代の中国では，金銀花だけを含むエキス製剤を金銀花露（チンインファールー）と呼んで，胃潰瘍，急性胃炎，急性扁桃炎，急性咽頭炎などに比較的よく処方されます．成人用，小児用の用量の異なる多種類の透明な液状製剤が流通しています．私も上海において突発性発疹や手足口病，ヘルパンギーナなどに処方していましたが，単独で使用する金銀花露に解熱効果や喉や口内粘膜の痛みの緩和作用があることは実感できました．

　金銀花は，高熱でもあまり悪寒がしない，頭痛や身体の痛みが明らかで鼻汁や咳嗽，喉の渇き，咽頭や喉頭の発赤を認め，舌苔が薄く黄色になった浮脈の患者の普通感冒やインフルエンザに連翹，荊芥，桔梗，薄荷，牛蒡子，淡竹叶，大青叶とともに煎じて服用させる銀翹散（インチャオスワン）など様々な方剤に使用されています．手足口病やヘルパンギーナには，金銀花が含まれる甘露消毒丹（カンルーシャオドゥータン）や銀翹散合六一散（インチャオスワン・フォ・リューイースワン）などが使用されますが，口腔粘膜疹が早く軽快するなどの理由で，私は初期なら金銀花露だけで十分だと思いました．

　私の知人で，日本での留学経験がある複数の医師たちは，流暢な日本語で「銀翹散は中国の葛根湯みたいなもので，かぜ薬の定番です．これならOTC薬としても，どこでも手に入ります」と教えてくれました．確かにどこの薬局でも処方箋なしでも買えました．また，健康保険でも使える方剤でした．でも，味はぞっとするほど甘く，正直なところ驚きました．銀翹散のエキス製剤は，エキス顆粒か細粒2.5〜3.5gに対して倍量の蔗糖が添加されているのです．日本の漢方製剤にも，蔗糖を加えるだけで飲みやすくなる漢方エキス製剤は少なくありませんが，中国の人は極端に甘くしたがるようです．銀翹散は，かぜのほか，風疹や突発性発疹にも使用されます．

　なお，銀翹散と同様にOTCもある板藍根（パンランケンまたはバンランゲン）という生薬を主剤にした銀翹散に類似した生薬を含む中成薬が板藍根散や板藍根剤などの名称で大量に流通しており，庶民の人気を集めている大衆薬として知られています．これも中国の葛根湯として紹介してく

れた中国人医師がいました．

　日本では，保険適応がある方剤で忍冬が使用されている方剤は治頭瘡一方ぐらいしかなく，保険適応のある金銀花を使った方剤はありません．銀翹散よりも荊芥を増やした，銀翹散に似た生薬構成の健康保険適応がある方剤として，日本には荊芥銀翹湯がありますが，この方剤には金銀花も忍冬も入っていません．

　ただし，第2類医薬品として銀翹散（ぎんぎょうさん）エキス顆粒Ａクラシエという製剤があります．これは，中国の銀翹散エキス製剤とは微妙に成分構成割合が異なりますが，効果はほぼ同等であると考えてよく，保険適応があるとよいと思う製剤です．

　また，忍冬が入っている他の第2種医薬品として，紫根牡蠣湯（しこんぼれいとう）の煎じ薬とエキス細粒が発売されています．この方剤は，江戸時代に水戸藩で使用されていた虚弱体質者や重症患者に対する補助薬として処方されており，皮膚炎や乳腺炎による疼痛の改善効果があるようですが，癌細胞により周囲に波及した炎症を軽減できることが時にあることを根拠に，乳癌の補助治療としてかなりの効果があるかのような誇大広告をする漢方薬局も実在するので，メーカーが襟を正すべきだと思っています．治頭瘡一方の虚証向けバージョンのような立ち位置の方剤だけに残念です．

　ちなみに，中国では衛生状態が悪い地域の低栄養状態の子どもにエンテロウイルス71による手足口病に肺炎・肺出血，脳炎の合併による死亡例が多いとして，集中治療に関することまで詳細に解説されている小児科や小児中医学あるいは小児中西医結合医学の臨床マニュアルなどがたくさん出版されています．ただし，中国の小児科学の教科書は基本的に中国語で書かれたネルソン小児科学教科書のような内容が基本になっています．

　なお，日本の漢方薬で手足口病やヘルパンギーナあるいは口内炎に有効な方剤として，黄連湯（おうれんとう）や半夏瀉心湯，桔梗湯があげられますが，いずれも健康保険上は適応症にはなっていません．これらはどれもお湯に溶かして冷ましてから綿棒で患部に塗付する方法も効果的です．単シロップや蜂蜜を溶かしたものに混ぜて冷ましてから，うがいをさせる方法もあります．うがいをして吐き出しても，飲み込んでも構いません．また，栄養状態の悪化や基礎体力の低下が関連している口内炎には補中益気湯や六君子湯が処方されることもあります．

　また，中国では，葛根は葛根芩連湯（かっこんきんれんとう）というウイルス性心筋炎の初期などに処方されることがある方剤や柴胡葛根湯という流行性耳下腺炎の初期や軽症例に処方されることが方剤などに使用されて

います.

　なお，本来は中国語には日本語の濁音に相当する音はありませんので，本書では中国語の単語に対するふりがなには，なるべく濁音を使わないようにしています．これから中国語を学習される方には，カタカナやひらがなのふりがながつけられている中国語の参考書はお勧めしません．正しい発音をマスターするためには，ふりがなは障壁になります.

## ●人参湯（にんじんとう）

**処方の目標**　裏，つまり，身体の深部を温める作用がある方剤で，胃腸が弱く血色不良で生気がなく，舌苔がなく湿った舌で，薄い尿で尿量が多く，手足は冷えやすく，軟便傾向があり，下痢をしやすい人で，めまいや嘔気，胃痛を訴えることもある人々が処方の目標になるとされています．腹部が軟弱で力がなく振水音がする人のほか，薄い腹壁なのにベニヤ板のような感触がする人も人参湯の腹症であるといわれています.

**処方の対象例**　胃下垂，胃腸炎，胃潰瘍，アセトン血性嘔吐症，胃拡張，萎縮人あるいは妊婦の悪阻などに処方されます.

**構成生薬と特徴**　別名があり，"理中湯（りちゅうとう）"といいます．乾姜，甘草，白朮または蒼朮，人参の4種類の生薬で構成される方剤です．主役となる生薬，つまり，主薬は人参です．人参の消化機能改善作用，乾姜の胃腸を保温する作用，朮の利水作用を期待した処方であり，甘草による症状の緩和を狙った方剤です.

**主な副作用**　甘草を多く含有しており，偽アルドステロン症や低K血症に伴うミオパチーを生じることがあり，アルドステロン症，ミオパチー，低K血症のある患者には禁忌であるとされています．甘草・グリチルリチン酸製剤，ループ系利尿剤，サイアザイド系利尿剤などとの併用は慎重でなければなりません.

## ●排膿散及湯（はいのうさんきゅうとう）

**処方の目標**　皮膚疾患のうち，患部が炎症によって発赤・腫脹し，疼

痛を伴う場合に処方されます．排膿を促進する作用があるという意味でこの名称がついています．

**処方の対象例**　皮膚化膿症，よう，せつ，面ちょう，せつ腫症，歯槽膿漏など

**構成生薬と特徴**　江戸時代の有名な医師である吉益東洞が開発したとされる方剤で，桔梗，甘草，芍薬，大棗，生姜，枳実（きじつ）によって構成される方剤です．乳腺炎も含めて表在性化膿性疾患に対して有効性を示します．陽証の疾患で，虚実中間証のいずれの患者にも効果が得られるとされる方剤です．単独投与または十全大補湯へのスイッチングを行うことで肛門周囲膿瘍や乳児の痔ろうにも効果があることが臨床研究で報告されています．

**主な副作用**　甘草による偽アルドステロン症，低 K 血症に伴うミオパチーが生じる可能性があります．胃腸障害やアレルギーも生じる可能性はあります．

## ●麦門冬湯 (ばくもんどうとう)

**処方の目標**　重症度の高い疾患の後や慢性疾患がある高齢者や虚弱な小児などで痰の切れが悪い咳が遷延する場合に効果を発揮する方剤であるとされています．

**処方の対象例**　咽頭炎，咽喉頭炎，気管支炎，気管支喘息，百日咳，肺結核などによる喀痰喀出困難を伴う咳嗽のほか，シューグレン症候群による口腔・咽頭乾燥症，咽喉頭異常感症などにも有効なことがあります．

**構成生薬と特徴**　麦門冬，半夏，甘草，大棗，人参，粳米から構成される方剤です．麦門冬はユリ科のジャノヒゲという植物の根を原基とする生薬で，粘膜を加湿し，咳や痰を軽くする作用があるとされています．半夏と甘草にも鎮咳作用があり，大棗，人参，粳米（こうべい）には消化管機能改善作用や滋養強壮作用があるとされます．降圧剤である ACE 阻害剤の副作用としての咳を抑制することが報告されています．気管支喘息や COPD などの慢性的な咳嗽に有効です．温かいお湯に溶かして内服する（温服）すると飲みやすくなる患者が多

いようです.

**主な副作用**　間質性肺炎，偽アルドステロン症，低 K 血症に伴うミオパチー，肝機能障害や黄疸が生じる可能性があります．発疹や蕁麻疹などのアレルギー反応を生じる可能性もあるとされています．

## ●半夏厚朴湯 (はんげこうぼくとう)

**処方の目標**　気の停滞を解消し，気分を改善する作用があるとされる代表的な気剤として知られている方剤です．喉の閉塞感を改善するとされています．

**処方の対象例**　不安神経症，つわり，神経性胃炎，気管支喘息，血の道症など

**構成生薬と特徴**　半夏，茯苓，厚朴，蘇葉（そよう），生姜から構成される方剤で，厚朴と蘇葉を取り除くと，健胃薬で嘔吐を抑制する利水作用をもつ小半夏加茯苓湯（しょうはんげかぶくりょうとう）になります．厚朴は抗不安作用をもち，蘇葉は保温作用があるとされ，これら 2 つの生薬を小半夏加茯苓湯に加えることで，咽頭・喉頭あるいは食道に異物感があって吐こうとしても吐けない，飲み込もうとしても飲み込めない状態に対して有効性を示すようになると考えられています．現代医学による研究報告では胃酸分泌抑制効果が確認されており，臨床上では消化管運動促進作用，パニック障害・神経性食思不振症・睡眠障害・パーキンソン患者の嚥下反射の改善など様々な報告がなされています．

**主な副作用**　発赤，発疹，瘙痒，蕁麻疹などのアレルギー反応を生じる可能性があります．

## ●半夏瀉心湯 (はんげしゃしんとう)

**処方の目標**　心窩部や上腹部の圧痛，悪心，嘔吐，食欲不振を処方の目標症状とし，お腹がゴロゴロ鳴る，下痢が続くなどを訴える患者に処方することが多い方剤です．

**処方の対象例**　胃腸炎，胃潰瘍，胃下垂，下痢，口内炎，神経症，不眠症など

**構成生薬と特徴**　半夏，黄芩，乾姜，甘草，大棗，人参，黄連から構成され，小柴胡湯の柴胡を黄連に，生姜を乾姜に変更したものと考えられる方剤です．半夏と乾姜は消化管を温めて消化管運動を改善し，悪心・嘔吐を抑制すると考えられています．人参は消化管を温め，滋養強壮作用を示し，大棗は精神安定作用や保温作用，甘草は消炎作用や鎮痙作用があり，これら3つの生薬で症状を緩和しようという意図があると考えられます．現代医学の研究上，胃粘膜障害回復作用，制吐作用，止瀉作用などが報告されています．

**主な副作用**　甘草による偽アルドステロン症や低 K 血症に伴うミオパチーを生じることがあり，アルドステロン症，ミオパチー，低 K 血症のある患者には禁忌であるとされています．肝機能障害や黄疸が生じる可能性，人参によるアレルギー症状として発赤，湿疹，瘙痒あるいは蕁麻疹が生じる可能性があります．甘草・グリチルリチン酸含有製剤やループ系利尿剤，サイアザイド系利尿剤との併用には注意が必要です．

## ● 半夏白朮天麻湯（はんげびゃくじゅつてんまとう）

**処方の目標**　普段から胃腸が弱く，胃が弛緩性機能低下を示す患者で，下肢が冷えやすい，めまい，頭痛，嘔気などを訴える傾向がある場合が処方目標になります．食後に手足が冷えて眠気が生じる人にも適応があるとされます．

**処方の対象**　小児の起立性低血圧，胃下垂など

**構成生薬と特徴**　陳皮，半夏，白朮，茯苓，天麻，黄耆，沢瀉，人参，黄柏，乾姜，生姜，麦芽から構成される方剤です．人参，黄耆，白朮と気虚（気が不足している状態）に対して使用される生薬が揃った参耆剤（じんぎざい：人参と黄耆の入った方剤の意）です．疲労倦怠感，食欲不振，頭痛，頭重感，めまいなどの症状を処方の目標とすることがしばしば行われており，慢性頭痛にも効果があります．

**主な副作用**　人参によるアレルギー症状としての発疹，発赤，瘙痒，蕁麻疹が生じる可能性があります．胃腸症状も稀に生じる可能性があります．

## ● 補中益気湯（ほちゅうえっきとう）

**処方の目標**　脈にも腹部所見に力がなく，疲れやすく，手足の倦怠感，食欲不振，食後の眠気などが処方の目標とされる症状です．

**処方の対象例**　病弱な人の体力増強や長引く感冒，夏やせ，病後や術後の体力回復など

**構成生薬と特徴**　滋養剤の代表的な方剤の一つであり，蒼朮か白朮のいずれかが入っています．甘草，生姜，大棗も入っており，足りない気を強力に補おうという処方意図が明確に現れた方剤だと考えられます．半夏白朮天麻湯と較べると，天麻の代わりに升麻（しょうま）が入っており，半夏と茯苓，黄柏の代わりに柴胡と当帰が入っています．気を強めるための最強の方剤であり，疲労倦怠感，下痢，微熱なども処方の目標になるとされています．

**主な副作用**　人参などによるアレルギー反応，甘草による偽アルドステロン症や低 K 血症に伴うミオパチー，柴胡による間質性肺炎の可能性はあると思われます．


## ● 麻黄湯（まおうとう）

**処方の目標**　発熱，悪寒があり，汗をかかない状態の急性発熱性疾患の初期に処方することを目標とした方剤です．実証タイプの患者で，腰や四肢，関節の痛みがある場合の適応になります．発熱と悪寒があっての虚証タイプで自然に汗が出る人は桂枝湯を処方すべきであるとされており，使い分けをする注意が必要です．麻黄湯は発熱がない乳児の鼻閉にも有効です．また，発熱とは無関係に関節痛や関節炎にも有効です．

**処方の対象例**　感冒やインフルエンザの初期，乳幼児の鼻閉・哺乳困難，関節リウマチあるいは関節痛など

**構成生薬と特徴**　麻黄を中心に杏仁（きょうにん），桂皮，甘草から構成される方剤です．麻黄の鎮咳作用はエフェドリンによるものであることが知られています．麻黄には気管支拡張作用，抗炎症作用，発汗作用もあります．小児や成人のインフルエンザの初期治療薬として有用であることが報告されているほか，抗アレルギー作用があることも

報告されています.

**主な副作用**　体力が著しく低下している患者，胃腸が虚弱な患者，発汗傾向が明らかな患者，心血管障害（高血圧，狭心症，心筋梗塞など）や高度腎機能障害，排尿障害，甲状腺機能亢進症の患者に対しては麻黄のエフェドリンによる有害作用に対して慎重な投与と対応が必要です．偽アルドステロン症と低 K 血症に伴うミオパチーは重篤な副作用であり，麻黄・エフェドリン含有製剤，MAO 阻害剤，甲状腺剤，カテコールアミン製剤，キサンチン製剤との併用には慎重さが求められます．

## ●麻黄附子細辛湯（まおうぶしさいしんとう）

**処方の目標**　悪寒，発熱，頭痛などに倦怠感や食欲不振，寒気を合併した寒証が目立つ感冒様症状，高齢者や虚弱者や病後などで体力が低下した人の感冒などが主な処方目標になります．

**処方の対象例**　感冒，インフルエンザ，急性気管支炎など

**構成生薬と特徴**　名前の通り，麻黄，附子，細辛の 3 つの生薬から構成される方剤です．麻黄の作用に加えて，附子の鎮痛作用，強心作用，発汗作用および細辛の抗アレルギー作用，発汗作用，鎮咳作用を追加するシンプルな方剤です．成人や高齢者のかぜ症候群に対する有用性や抗アレルギー作用の存在は古くから報告されています．

**主な副作用**　体力があって赤ら顔，あるいは，のぼせやすい患者，胃腸が虚弱な患者，発汗傾向が明らかな患者，心血管障害（高血圧，狭心症，心筋梗塞など）や高度腎機能障害，排尿障害，甲状腺機能亢進症の患者に対しては麻黄のエフェドリンによる有害作用に対して慎重な投与と対応が必要です．妊婦・妊娠している可能性のある婦人に対しては胎児への影響，流産・早産を考慮して投与を避けるべきであるといわれています．小児に対しては附子による副作用があり得るので，慎重投与が必要です．肝機能障害，黄疸，腎障害，排尿障害，消化管障害などが生じる可能性があり，麻黄・エフェドリン含有製剤，MAO 阻害剤，甲状腺剤，カテコールアミン製剤，キサンチン製剤などとの併用は慎重投与が必要です．

## ● 麻杏甘石湯（まきょうかんせきとう）

**処方の目標**　熱性疾患で痰は少ないが喘鳴を伴う咳がある場合や肺炎が処方目標となる方剤です．汗をかいていない症例により効果があると考えられています．痔核の痛みの緩和剤や消炎剤としても使用されます．比較的体力がある人で激しい咳，発汗，口渇，熱感がある人，粘液性の切れにくい痰がある咳などが効果の期待できる目標です．

**処方の対象例**　小児喘息，気管支喘息，気管支炎，感冒，痔の痛み

**構成生薬と特徴**　石膏，杏仁，麻黄，甘草によって構成される方剤です．麻黄湯との違いは，桂皮が石膏になっていることです．石膏は，天然含水硫酸カルシウムで熱を下げ，あるいは身体を冷やすための寒性薬の代表であると位置づけられています．発汗作用のある麻黄と石膏を同時投与すると発汗を抑制するという不思議な作用に変化します．この作用によって，体熱感や口渇を軽減します．杏仁は鎮咳作用と去痰作用を示す生薬です．甘草は，鎮痛剤・鎮咳剤として作用すると同時に方剤全体を整える緩衝剤としての役割を果たしていると解釈されています．悪寒がする人は石膏でより悪化するため，不適応となります．暑がりで赤ら顔の人，汗をよくかく人に特に効果が期待できる方剤です．小児では，喘息の頓服薬として使用することも少なくありません．日本小児呼吸器学会による「小児の咳嗽診療ガイドライン」では，乾性咳嗽には麦門冬湯，乾性または湿性咳嗽で心理的要因が関与している咳嗽には柴朴湯，湿性咳嗽で激しい炎症性およびアレルギー性咳嗽には麻杏甘石湯，湿性咳嗽で鼻汁を伴う非炎症性咳嗽では小青竜湯がよいことが記載されています．

**主な副作用**　体力や抵抗力が低下している患者や胃腸が弱い患者では，石膏と麻黄による副作用が出やすいとされており，慎重投与が必要です．汗をかきやすい患者，胃腸が虚弱な患者，発汗傾向が明らかな患者，心血管障害（高血圧，狭心症，心筋梗塞など）や高度腎機能障害，排尿障害，甲状腺機能亢進症の患者に対しては麻黄のエフェドリンによる有害作用に対して慎重な投与と対応が必要です．偽アルドステロン症や低 K 血症に伴うミオパチーは重大な副作用であり，注意が必要です．エフェドリンによる交感神経興奮作用が関与する心悸

亢進，興奮，不眠，発汗過多，頻脈なども注意が必要です．麻黄・エフェドリン含有製剤，MAO 阻害剤，甲状腺製剤，カテコールアミン製剤，キサンチン製剤などとの併用には慎重を必要とします．

## ●抑肝散（よくかんさん）

**処方の目標**　癇（かん）が強い子を目標に開発された方剤であるといわれています．癇が強くて癇癪を起こしやすい，憤怒けいれん（大泣きして，けいれんする）などの小児

**処方の対象例**　ヒステリー，てんかん気質，夜泣き，不眠症，認知症の周辺症状の緩和，脳出血後遺症，更年期障害，血の道症，チック症など

**構成生薬と特徴**　蒼朮または白朮，茯苓，川芎，釣藤鈎（ちょうようこう），当帰，柴胡，甘草から構成される方剤です．肝と癇を同義語と考えて，肝臓が高ぶると癇が高ぶって興奮や苛立ち，筋緊張の亢進が生じると考えたわけですが，もともと漢方医学や中医学の肝臓という概念は，今の医学（西洋医学的な現代医学）の定義とは違うものですから，一概に切り捨てることはできないと思われます．心と身体をシームレスに捉えていたという点では，現代の心身医学に通じる先進的な面もあったといえそうです．現代医学において，抑肝散は，ストレス性感情障害の改善・抗不安作用，睡眠延長作用，アルツハイマー病モデルの記憶改善作用，学習・記憶改善作用，脳保護作用，脳虚血による脳障害に対する改善作用，抗アレルギー作用などが報告されており，臨床研究でも統合失調症に対する治療効果，血流改善作用，パーキンソン病患者の精神的徴候の改善効果，小児発達障害における症状の改善，認知症の周辺症状に対する治療効果など様々な治療効果が報告されています．

**主な副作用**　胃腸が弱い，胃腸症状がある患者では，胃腸症状を増悪させる可能性があります．間質性肺炎，偽アルドステロン症，低 K 血症に伴うミオパチー，肝機能障害あるいは黄疸などの重大な副作用を生じる可能性もあります．生薬によるアレルギー反応として瘙痒や蕁麻疹などの症状が出現する可能性，神経系への作用としての傾眠が

出現する可能性もあるとされています．また，浮腫，全身倦怠感，血圧上昇がみられることもあるといわれています．

> **参考** 胃腸が弱い虚証の患者に対しては，抑肝散加陳皮半夏（よくかんさんかちんぴはんげ）が抑肝散の代わりに処方されます．これは，日本で開発された方剤です．

## 六君子湯（りっくんしとう）

**処方の目標**：胃腸が弱く，心窩部や上腹部に振水音を認める食欲不振，胃もたれ，胸のつかえ感，易疲労感，貧血，手足の冷えなどを訴える脈も腹部も力なく弱い所見の患者に適応があるとされる方剤です．体力のない虚弱な手足の冷たい患者さんがよい目標になると考えてよいと思われます．

**処方の対象例**　慢性胃腸炎，胃下垂，神経症，胃がん，胃潰瘍，食欲不振など

**構成生薬と特徴**　白朮または蒼朮，人参，半夏，茯苓，大棗，陳皮，甘草，生姜から構成される方剤です．四君子湯（しくんしとう）に二陳湯（にちんとう）の半夏，陳皮を加えたものです．胃腸機能を改善する四君子湯の主剤である白朮，人参，茯苓，甘草の4つに2つの生薬を加えて計6つの君子だというのがネーミングの由来としてしばしば成書に記載されています．半夏は悪心・嘔吐を抑制する目的で加えられており，陳皮は健胃作用を強化する目的で加えられたとする解釈が一般的です．つまり，四君子湯よりも症状の強い，虚証または中間証で虚証よりの患者のために考案された胃腸薬であると考えられています．機能性消化障害（機能性ディスペプシア）にも有効性が認められています．消化管運動亢進作用，胃粘膜障害修復作用，胃粘膜血流低下抑制作用，胃排泄能改善作用，胃酸・ペプシン分泌抑制作用などが報告されています．

**主な副作用**　偽アルドステロン症，低K血症に伴うミオパチー，肝機能障害，黄疸などの重篤な副作用のほか，人参などによる発赤，発疹，瘙痒，蕁麻疹などのアレルギー症状が出現する可能性があります．また，下痢や腹部膨満感を認めることもあります．

## ● 苓桂朮甘湯 (りょうけいじゅつかんとう)

**処方の目標**　心窩部や上腹部に水が停滞しガスが貯留する水毒による病態を呈する人が最も目標となりやすい方剤です．水毒による症状として，めまい，動悸，頭痛，身体の動揺感などがあげられます．体力が低下または低下傾向が強い人のための方剤です．

**処方の対象例**　神経症，神経質，メニエール症候群，ネフローゼ症候群などの腎疾患，耳鳴り，不眠症，血圧異常，起立性低血圧・起立性めまいなどの起立性調節障害

**構成生薬と特徴**　茯苓，桂皮，蒼朮または白朮，甘草から構成される方剤です．立ちくらみのようなめまいに最もよく処方される方剤であると記載されている成書もあります．パニック障害にも処方されます．茯苓が主剤となる利水薬です．この方剤が有効な小児の不整脈があることも臨床的報告があります．また，不安緊張型の不登校の一部や自閉スペクトラム症の不安や緊張が強いタイプの一部の症例に対する有用性の報告などが知られています．

**主な副作用**　偽アルドステロン症，低 K 血症に伴うミオパチーが生じる可能性がありといわれています．稀に胃腸障害が生じることがあります．

## ● 六味丸 (ろくみがん)

**処方の目標**　六味地黄丸 (ろくみじおうがん) とも呼ばれる方剤で，疲れやすく体力のない人で，腰や下肢の脱力感，しびれ感のある人，虚弱児が処方の目標になります．尿量が少ない，あるいは頻尿がある，排尿時に違和感がある，口がよく渇くなどの症状がある人に効果があるとされ，内分泌系，神経系，泌尿器生殖器系の失調症状を目標とすると考えると理解しやすいかもしれません．高齢者にもよく使われますが，日本では小児に使われることが多いようです．発育・発達の遅れ，活動性の低下を認める場合や慢性呼吸器・腎疾患あるいは易感染性などに伴う活動性の低下が認められる場合に考慮される薬剤です．

**処方の対象例**　小児発育障害，小児虚弱体質，前立腺肥大症，排尿困難感など

**構成生薬と特徴**　地黄，山茱萸（さんしゅゆ），山薬，沢瀉，茯苓，牡丹皮（ぼたんぴ）から構成される方剤です．下半身が冷え，下腹部に圧痛や膨満感を認める小児の夜尿症の治療薬として処方されることもあります．

**主な副作用**　下痢や腹痛，胃部不快感など胃腸症状がみられる場合があります．牡丹皮が使われているので，妊婦や妊娠が疑われる女性には子宮収縮作用があるという理由で投与は避けるべきであるとされています．胃腸が極端に弱い子どもでは，消化器症状が出現しやすいといわれています．

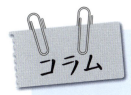

## 中国の小児科と六味丸の使用状況

　中国の小児科は，小児病院は日本の公的な小児病院と同じく小児内科系の専門分野ごとの外来や小児外科，小児眼科など各診療科が揃っています．その代わり，普通の公的な病院には小児科はないところが多いのが現状です．

　民間病院や小規模公的医療機関では小児科がある施設は少なくありませんが，日本のように小児科しかない施設は少ないと思います．つまり，身体疾患を中心に診療する日本と同じタイプの小児科とは別に，小児栄養・発達科または小児発達科，小児栄養科がある施設が多く，さらに小児科はなくて小児保健科・栄養科がある医療機関もあります．このことは，西洋医学中心の病院に限らず，小児を対象にした中医学診療を行う施設や中西医結合医学を実践している施設でも同じ傾向にあります．小児発達科や小児保健科では，小児の精神運動発達や発達障害，予防接種などを主な守備範囲としており，栄養科は子どもの食生活や身体的な発育に関する栄養指導を中心とする診療科であり，医食同源という考え方を重視している中国らしい分け方だと思います．

　西洋医学でも中医学でも，虚弱体質の子どもたち，元気がなく成長や発達に遅れのある子どもたちは小児科や小児保健科から小児栄養科にコンサルト紹介されることが多いわけです．

　中医小児科学における小児栄養科では，六味丸（六味地黄丸）は，腎機

能障害・腎疾患あるいは腎虚の小児の一部にしか処方されません．現代の中医学では，肺脾気虚が原因の慢性疾患，つまり，慢性呼吸器疾患がある小児には人参五味子（レンツァンウーウェイツ）が第一選択であり，脾虚肝旺による慢性疾患，つまり慢性心疾患や慢性神経・筋疾患がある小児では益脾鎮涼散（イーペイチェンリャンスワン）が第一選択です．そして，腎虚の小児に対する第一選択は，六味丸よりも効果があるとされる朴腎地黄丸（プーシェンティーホワンワン）です．これは9種類の生薬からなる煎じ薬だそうですが，私には使用経験はありません．

　六味丸は中国では六味地黄丸の名前が使われることが多く，中成薬（中薬に使用される生薬からなる薬・中医学理論に基づいて作られた薬，という意味）と呼ばれる製薬会社が製造販売するエキス製剤の一つにもなっており，朴腎地黄丸の簡易版として考えられています．同様に，人参五味子の簡易版となる中成薬が玉屏風口服液（ユィビンフォンコウフーイェ）であり，これと益脾鎮涼散の簡易版を兼ねた中成薬もあります．今日の中医小児科学では，それほど重視されているわけではなく，20世紀と21世紀では考え方も変化している部分が少なくないようです．

　なお，"玉屏風口服液はかぜをひきやすい小児向け，六味地黄丸は腎臓が弱くビタミンD欠乏傾向がある成長不良が問題となる小児向け"などと解説されている小児薬物療法の教科書もあります．また，既述のように桂枝と六味地黄丸（六味丸）を一緒に煎じて小児のヘルペス性口内炎の治療薬とすることもあります．

　蛋白質や摂取カロリーに関連した栄養障害による発育不良や虚弱体質は，今日の中国でも不足する栄養やカロリーをしっかり摂ることが第一であるとされており，その補助療法として資生健脾丸や大建中湯などいくつかの煎じ薬や中成薬が処方されることがあります．しかし，六味丸はあまり処方されません．

　「日本に較べて中国では六味丸が重要視されており，中医小児科学では六味丸の使用頻度が高いと考えられる」という趣旨の解説が漢方医学の成書に書かれていることがありますが，それは必ずしも正しいとはいえないようです．また，中国ではまったく処方されない漢方医学の方剤を中医学的に運用できるはずはありません．

　日本には，妙な誤解や誤訳による情報も医師の間でも普及し過ぎているようで，その修正は困難なのかもしれません．権威のある大先生たちの誤謬を正面から指摘すると，後が怖いですよね．

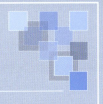

## 第4章 主な小児疾患に対する漢方処方

　漢方薬が使われることがある主な小児疾患について，各疾患に関する基本事項および西洋医学的治療と漢方治療について解説しています．また，補助的な解説や余談を記載する事項については，コラムを作成しました．漢方薬は西洋薬と併用することもあります．

### 1　上気道炎・インフルエンザおよび急性気管支炎

　感冒には普通感冒と流行性感冒という分類がよく使用されています．鼻副鼻腔炎および上気道炎は多くは普通感冒を示し，流行性感冒はインフルエンザの日本語訳であると解されているのが一般的だと思われます．感冒の多くは，自然治癒し，抗菌薬や対症療法薬投与の有用性を示すエビデンスはありません．急性気管支炎の原因の多くは，感冒同様にウイルスが主体です．気管支炎だからという理由で抗菌薬を処方するのではなく，臨床的な根拠を明確にして処方を考えるべきです．
　これらの疾患の患者の診療を行うに際しては，慎重な経過観察を通して，より重篤な疾患や治療が有用であることが実証されている疾患と感冒を鑑別することが大切です．経過をきちんとみない風邪診療は診療ではないといえるでしょう．
　西洋医学的には，対症療法として最もよく行われるのはアセトアミノフェンやイブプロフェンといった解熱剤の投与だと思われます．発熱は免疫機能が発揮されている結果であり病原体であるウイルスの活動を抑える，などとの考え方から使用は控えるべきだという意見がありますが，患児自身や保護者の不安の軽減を考慮して，38.5℃あるいは39℃以上の

比較的高い体温と苦痛による不眠などの不都合な情況がある場合に最小限の使用に限定して使用するという方法が中庸であろうという考え方が一般的だと思われます.

　鼻水止めと呼ばれる抗ヒスタミン薬は乳幼児やけいれんの既往がある小児に対するけいれん誘発作用があることが知られており，使用は控えるべきです．抗アレルギー剤に分類されている新しい抗ヒスタミン薬は，その作用メカニズムからして感染性炎症による鼻汁を抑制する効果はなく，感冒に対する健康保険適応もありません.

　咳嗽に対しても，鎮咳効果があるというエビデンスのある西洋薬はありません．気管支拡張剤を末梢性鎮咳薬として記載している成書がありますが，現実には末梢性鎮咳薬としての効果があるというエビデンスはありません．しかし，WHOも推奨しているように1歳以降の小児に対して蜂蜜を鎮咳剤として処方した場合の効果についてはエビデンスがあり，成人でも蜂蜜とコーヒーを練り合わせたものが鎮咳薬としての効果があるとするエビデンスが提出されるに至っています.

　気管支炎に対して気管支拡張剤を投与することが本当に有用なのか，という点についても疑問があり，十分なエビデンスがあるというわけではありません.

　鼻閉に対する対症療法は，生理食塩水を点鼻して鼻汁を吸引除去することがほぼ唯一の治療法であり，鼻閉を効果的に改善する西洋薬は現時点では見当たりません.

　L-カルボシステインは上気道炎を含む呼吸器感染症に対する去痰剤として使用され，気道粘膜の分泌を抑制し，痰の粘稠度を低下させるとされていますが，鼻閉には十分な効果はないようです．この薬剤は，慢性副鼻腔炎の排膿を促進させる目的での投与と，小児の滲出性中耳炎の排液を目的とするシロップ剤の投与に保険適応がありますが，鼻閉を改善する効果が十分ではなく，むしろ副鼻腔炎の合併を予防する目的で処方している小児科医もいるようです.

　さて次に，漢方薬を使った感冒やインフルエンザ・急性気管支炎に対する使い方を以下のフローチャートにまとめてみました.

| | 急性期 | 亜急性期 | 回復期・遷延期 |
|---|---|---|---|
| **実証型** | 麻黄湯（発熱・頭痛・関節痛）→小柴胡湯加桔梗石膏→ 麦門冬湯 | | |
| | （胃腸が丈夫） | | |
| | 胃腸は普通の人 | | |
| | 葛根湯（発熱・頭痛・頸部こり）→小柴胡湯（食欲低下）→麦門冬湯 | | |
| | | | （咳が遷延） |
| **中間証** | 葛根湯 → | 柴胡桂枝湯 → | 麦門冬湯 |
| | 普通の人 | | |
| | 小青竜湯 （微熱・食欲低下） | | （咳が遷延） |
| | （鼻汁・くしゃみ・鼻閉）→ | 柴胡桂枝湯 → | 麦門冬湯 |
| | 胃腸がやや弱い人 | | |
| | 小青竜湯 → | 竹茹温胆湯 | |
| | 胃腸が弱い人 | | |
| | 麻黄附子細辛湯 → | | 補中益気湯 |
| | （発熱・悪寒・四肢疼痛） | | （体力低下時） |
| | 桂枝湯（妊婦・高齢者・虚弱児）→ | 補中益気湯 または | 麦門冬湯 |
| **虚 証** | | | |
| | 桂枝湯（気分がふさぐ）→ | 補中益気湯 または | 参蘇飲 |
| | 胃腸極めて弱い人 | | |
| | 香蘇散（後期高齢者や虚弱児）→ | 参蘇飲 | |

注）高齢者や虚弱児にも葛根湯や麻黄湯がかぜの初期に有効な人がいますが，それは少数例です．また，若者でもこれらの処方が無効あるいは有害であることもあります．特に初期に投与すべき処方は最初の1～2日程度使うべきものが主であり，葛根湯あるいは麻黄湯を5日分などという処方は避けるべきです．また，小児では初期から柴胡桂枝湯が有効な症例がかなりあり，処方に迷った時は，この方剤を選ぶという方法もよいと考えられます．竹茹温胆湯は夜間の咳が激しく眠れない場合に使用すると効果的ですが，胸が痛くなるほどの咳には柴陥湯（さいかんとう）が良い場合もあります．清肺湯（せいはいとう）は気管支炎を合併した場合や肺炎がある場合に使うことがありますが，痰が多い湿った咳が続く場合には，まず五虎湯（ごことう）を処方しても良いでしょう．

**図4** 感冒・インフルエンザ・急性気管支炎に対する漢方薬の使い方

　インフルエンザに対しては抗インフルエンザ薬も治療に用いられますが，普通感冒に対して有効な抗ウイルス薬は今のところ存在しません．これらの疾患や急性気管支炎に対する十分にエビデンスがある対症療法薬は西洋医学の世界ではほぼないというのが現状です．それに対して，"漢方薬を適切に使用することで，症状を悪化させず，抗菌薬に対する耐性化の

問題にも関与しない治療ができる”という考え方があります．そして，その考え方を実証するエビデンスも次第に集積されてきています．

　漢方薬を使ったこれらの疾患に対する治療薬の選び方の基本は極めてシンプルです．つまり，病気の初期（急性期）か，発症して3〜5日後の亜急性期か，その後の回復期または遷延期か区別することが基本となり，それぞれの病期にあった方剤を選びます．

　フローチャートに示すように，急性期は発熱の有無，発汗の有無，実証か虚証か，胃腸症状の有無などによって方剤をさらに絞り込みます．鼻水や咳などが中心的な問題となる場合にはそれに対応した方剤を選ぶこともあります．

　亜急性期でも，症状の変化，証の変化を基準にその時点で相応しいと考えられる方剤に変更します．一般的には各種の柴胡剤が虚証か中間証か，あるいは実証寄りか，などを基準に選択されます．

　インフルエンザの場合，“熱があっても比較的元気があって発汗がみられない状態で水分摂取が可能であれば麻黄湯など漢方薬を主体とする治療を行い，それ以外の場合には抗ウイルス薬を使用する”という考え方が治療や副作用の回避に有用です．気持ちが悪くて水分が摂取できない患者に対して，麻黄湯は禁忌であるとされています．

　また，感冒で強い冷えと倦怠感を認める場合には，真武湯がインフルエンザも含めて有用な例があることも知られています．

　気管支炎は感冒の回復期・遷延期の方剤が選択される傾向にあります．つまり，補中益気湯または麦門冬湯が選択されることが多く，湿性咳嗽が多い場合には麻杏甘石湯や半夏厚朴湯あるいは清肺湯（せいはいとう）が選択されることもあります．

　麦門冬湯は，求心性神経の興奮抑制作用による鎮咳作用，気道粘膜における抗炎症作用，NEP活性亢進による咳誘発物質分解促進による鎮咳作用，アクアポリン5（AQP5）活性の亢進を介した肺サーファクタント分泌促進による去痰作用，気管支腺による水分泌正常化による気管支粘膜滋潤作用をもつことが報告されており，求心性神経興奮抑制作用と気道粘膜における抗炎症作用が鎮咳作用の主体となること（漢方医薬学雑誌．2016; 24: 85）が解明されつつあります．

清肺湯は，気管支腺の漿液細胞でのAQP5活性亢進を介した水分分泌促進作用と気道上皮細胞のCl⁻イオンチャンネルを通じたCl⁻イオン分泌増加による喀痰の粘弾性の低下を生じ，線毛保護および線毛運動促進により気道クリアランスを高めることで去痰剤として作用することが考えられています．その効果は，$\beta_2$刺激剤やアンブロキソールと同等であるとの報告もあります（漢方医薬学雑誌．2016；24：86）．

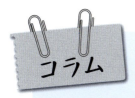

## 広告記事が載る日本の医学雑誌

　インフルエンザに対しては抗インフルエンザ薬も治療に用いられますが，普通感冒に対して有効な抗ウイルス薬は今のところ存在しません．また，欧米では抗インフルエンザ薬は必ずしもインフルエンザ治療に必要ではなく，ハイリスク症例に限定すべきであるとされています．日本では，乳幼児や高齢者は基礎疾患の有無にかかわりなく画一的にハイリスクであるかのような記載がされている医学雑誌まであり，インフルエンザ脳症に対する治療効果やその予防効果があるかどうかもエビデンスがないタミフルを世界の80％以上の消費量を日本一国で占めているという科学的とは思えない現象が生じています．しかも，それを正当化する論文がメーカー協賛で掲載されるという，論文の体裁を整えたに過ぎない広告記事のようなものすら散見される現実には驚かざるを得ません．タミフルの乱用を健康保険制度の素晴らしさにすり替えるような記述すらみかけます．

　日本の将来のために医療費の適正な節約を呼びかけるべきだと思われる方も少なくないと思いますが，いかがでしょうか．

　現在流通している抗インフルエンザ薬は抗ノイラミニダーゼ薬（NA阻害薬）に分類されるものばかりですが，2016年12月の某小児科雑誌に"残念ながらNA阻害薬を投与しないほうが患者に多くの利益をもたらすとの報告は見当たらない．NA阻害薬による治療が主体になった現在でも，これまでの報告を客観的・科学的にとらえ，さらに保護者との信頼関係のうえで，NA阻害薬の使用の可否を判断するべきである"という趣旨の総説が掲載されていたことは，日本の医師にも良心があることを示す良い証拠であり，救われた気持ちになりました．

また，乳幼児の鼻閉は，哺乳前に麻黄湯を 1 回に 0.05 ～ 0.1g 程度とごく少量を舐めさせると一時的に改善することが知られていますが，低 K 血症の出現に注意が必要です．

## 2 耳鼻咽喉科疾患

### • アレルギー性鼻炎（鼻アレルギー）

アレルギー性鼻炎は，発作性反復性のくしゃみ，鼻水，鼻づまりを 3 主徴とする I 型アレルギー疾患です．ハウスダストやダニを抗原とする通年性アレルギー性鼻炎とスギなどの花粉を抗原とする季節性アレルギー性鼻炎，いわゆる花粉症に分けられます．いずれのタイプも年々増加していると報告されています．

治療の基本は抗原からの回避および抗原除去です．通年性アレルギー性鼻炎では，ダニ抗原の除去が中心になります．部屋の掃除，寝具の手入れの励行のほか，カーペットや絨毯を使用せずフローリングにするなど環境整備が必要であるとされています．花粉症では，花粉の飛散情報を基に洗濯物を屋内で干すなど室内に花粉をできる限り入れない努力が必要です．外出時にはマスクと帽子を着用することも軽症化に有用であるとされています．

薬物療法は，症状の組み合わせによって異なります．くしゃみ・鼻水型ではアレジオンのような第 2 世代抗ヒスタミン薬がしばしば使用され，重症ではこれに小児用フルナーゼ点鼻薬やナゾネックス点鼻液が併用されます．鼻づまりを主症状とする鼻づまり型あるいは従前型ではオノンのようなロイコトリエン受容体拮抗薬がしばしば選択され，重症ではやはりナゾネックス点鼻薬などが併用されることが少なくないようです．手術療法としてレーザー下鼻甲介手術が行われるのは小学生以上の一部の症例であるといわれています．ナゾネックス点鼻薬などのステロイド剤は，小児では副腎機能の低下が報告されており，長期使用は十分に経過を観察するなど，慎重であるべきです．また，今日では 12 歳以上の小児に対して，スギ花粉やダニの標準化抗原を使用した舌下免疫療法が実施可能になっています．

なお，日本アレルギー学会が中心となって「鼻アレルギー診療ガイドライン」を作成していますが，これは主に成人患者を対象として作成されていますから，小児を診療する際にはそのまま単純に適応すべきではなく，慎重さが必要です．

アレルギー性鼻炎に対する漢方薬の最も基本となる使い分けを以下の図5に示します．

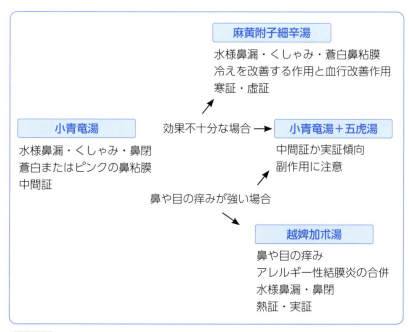

**図5** アレルギー性鼻炎に対する漢方薬の基本的な使い分け

耳鼻咽喉科で最も漢方薬が頻用される疾患は，おそらくアレルギー性鼻炎ではないかと思います．小青竜湯は，アレルギー性鼻炎とアレルギー性結膜炎の両方に保険適応がある方剤で，二重盲検ランダム化比較試験で有効性が確認されています．

小青竜湯は，アレルギー性鼻炎に対する漢方治療のファーストチョイス的なイメージすらある方剤ですが，最も効果的な症例は，中間証で水様鼻

漏，くしゃみ，鼻閉があるタイプで鼻内所見として蒼白もしくはピンクの鼻粘膜を認める患者であるといわれています．

　小青竜湯が十分な効果を示さない場合の次の手は，麻黄附子細辛湯です．蒼白色をした鼻粘膜を認め，水様鼻漏とくしゃみが激しく，寒証・虚証の患者を温めることで効果を示すと考えられています．麻黄湯は鼻漏が多いタイプでは使いませんが，鼻閉で困る症例に対して1日2〜3回までの頓服として使用すると効果が期待できます．

　越婢加朮湯は，実証の人で感染症の初期などの発熱や関節・筋肉・皮膚の腫脹を軽減する方剤ですが，炎症性浮腫を生じている鼻粘膜や結膜，顔の皮膚炎にも有効です．最も強い抗アレルギー性炎症薬であると考えられていますが，麻黄による副作用に注意する必要があります．越婢加朮湯に麻黄湯を合方すると短期間で劇的な抗アレルギー性炎症効果を示すことが少なくありませんが，麻黄の含有量が多く，短期間の使用にとどめないと重大な副作用が出現する可能性があります．

　小青竜湯に五虎湯を合方すると，麻黄を増量して石膏を加えたことになり，越婢加朮湯の抗炎症作用・抗アレルギー性炎症作用を兼ね備えた方剤になります．この方法は，中学生や小学校高学年であれば，電解質や症状に注意して丁寧に経過をみることで安全に治療が進められます．

　なお，すべての漢方薬は抗ヒスタミン作用をもっていませんので，第2世代の抗ヒスタミン薬と併用する耳鼻咽喉科医も少なくないようです．麻黄製剤は，中枢覚醒作用があることから，中枢性ヒスタミン $H_1$ 受容体を介する眠気を抑制する目的を兼ねて麻黄を含む方剤を併用するという意見もあります．柴胡桂枝湯は中高校生の通年性アレルギー性鼻炎の患者に対して抗アレルギー薬との併用で治療効果が高まるという報告もあります．

## ・鼻副鼻腔炎

　小児は，副鼻腔は発達過程にあり，明確に副鼻腔が形成されるのは3歳以降です．それ以前の年齢では副鼻腔炎は厳密にはあり得ない疾患で，3歳以降も鼻炎と副鼻腔炎を明確に分けることが難しい症例が多く，鼻副鼻腔炎として捉える方が実地臨床に適合していると考えられます．副鼻腔が明確に発達していない小児ではレントゲン写真では含気がないために正

しい診断ができません．そのため，膿性後鼻漏の確認だけではなく，鼻内視鏡的な観察が診断に必要になるケースが少なくありません．また，アレルギー性鼻炎に合併する症例も多く，自覚症状に乏しい症例も多いとされています．

小児の鼻副鼻腔炎ないし副鼻腔炎の治療は，発達中の鼻・副鼻腔の発育に悪影響を与えないことと成人に移行させないことです．薬物療法が第一選択であり，急性期のアモキシリンなどの投与や慢性期のマクロライド療法のような抗菌薬治療のほか，合併するアレルギー性鼻炎があれば抗アレルギー薬が併用されます．鼻汁の吸引や鼻腔洗浄などの局所処置やL-カルボシステインのような去痰剤の使用は，鼻・副鼻腔の換気や排泄を促進し，消炎を推進するために行われます．

耳鼻咽喉科では，鼻副鼻腔炎や副鼻腔炎の治療における漢方治療の役割は，急性症例では適切な抗菌薬治療の補助療法として考えられることが多く，慢性症例では他の治療法が効果を示さない場合の治療法として利用されることが多いようです．

急性期から慢性期までどの時期にもしばしばされる方剤は，辛夷清肺湯と葛根湯加川芎辛夷です．これらの漢方薬は，急性副鼻腔炎では証に関係なく，一般的な西洋医学的治療である抗菌薬，去痰剤や鼻処置，ネブライザー療法などに併用するだけで症状の緩和に役立ちます．膿性鼻漏が目立つ場合は辛夷清肺湯がよいとされています．

また，慢性副鼻腔炎では，これら2剤のほかに，荊芥連翹湯（けいがいれんぎょうとう）が使用されることがあります．長期投与になる場合，辛夷清肺湯と荊芥連翹湯は間質性肺炎や肝障害に注意が必要な方剤であり，葛根湯加川芎辛夷は麻黄や甘草による副作用による循環器系疾患や電解質異常，甲状腺機能亢進症などがある患者には慎重投与する必要があります．なお，乳児の鼻閉には麻黄湯が有効ですが，重大な基礎疾患がないことを確かめてから処方する必要があります．

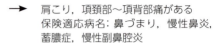

```
                             ┌─────────────┐
                             │ 葛根湯加川芎辛夷 │
                             └─────────────┘
     膿性鼻汁はないか，少し    → 肩こり，項頚部～項背部痛がある
     または / および             保険適応病名：鼻づまり，慢性鼻炎，
        ↑                       蓄膿症，慢性副鼻腔炎
  ┌─────────┐
  │ 辛夷清肺湯 │
  └─────────┘
  急性期～慢性期
  目標症状：膿性鼻汁，鼻閉，頭痛
  その他の適応症状：後鼻漏，嗅覚障害，鼻根部痛
  随伴症状：咽頭炎，痰，咳，顔面や頭部の熱感，口渴
  保険適応病名：鼻づまり，慢性鼻炎，慢性副鼻腔炎，
  蓄膿症
        ↓
                             ┌─────────┐
                             │ 荊芥連翹湯 │
                             └─────────┘
  学童～成人                    膿性鼻漏，鼻閉，にきび
  耳鼻科領域の化膿性病変がある  → アトピー性皮膚炎，湿疹，
  細菌感染を起こしやすい体質がある  慢性中耳炎にも効果がある
  皮膚が浅黒く，手足に汗をかきやすい人 保険適応病名：慢性鼻炎
                                 慢性副鼻腔炎，蓄膿症
                                 にきび
                                 味が苦いので注意すること
```

**図6** 急性・慢性副鼻腔炎に対する漢方薬の使い方

慢性下気道疾患がある場合には清肺湯が副鼻腔炎にも効果的な症例があります．慢性副鼻腔炎に後鼻漏や頭痛があり他の方剤が無効な場合には半夏白朮天麻湯が効果的なことがあり，六君子湯がベースになった方剤なので胃腸の弱い人に効果的であるといわれています．寒がりで虚弱な子どもには，黄耆建中湯も内服しやすく効果的です．体重20kgでエキス剤3包分3の処方が可能で，滲出性中耳炎と慢性副鼻腔炎の合併例にも処方できます．

- **咽頭扁桃炎と扁桃炎**

咽頭扁桃炎や扁桃炎の多くは，アデノウイルスやエンテロウイルス，EBウイルスなどが原因ですが，一部はA群β溶血性レンサ球菌（溶連

菌）が原因で高熱，扁桃の白苔，頸部リンパ節腫脹を伴うこともあり，第一選択薬は経口ペニシリン系抗生物質（アモキシリンなど）で，10日間投与などが行われます．周囲に広がる扁桃周囲炎では，点滴による抗菌薬投与が実施されることもあります．年に4～5回以上繰り返す反復性扁桃炎では扁桃摘出術が考慮されることもあります．

ただし，扁桃組織は年齢によって大きさが生理的に変化します．アデノイド（咽頭扁桃）は4～6歳で，口蓋扁桃は5～7歳で最大となります．炎症によっても肥大しますから，病歴や睡眠障害の有無，いびきの有無，摂食障害の有無，睡眠不足による注意力の低下がないかどうかなど，慎重に手術適応や治療方法を考える必要があります．

急性あるいは反復性咽頭扁桃炎に対する漢方治療では，のどに痛みがある場合には小柴胡湯加桔梗石膏が第一選択薬です．お湯に溶かしてぬるめに冷ましてから少量ずつ咽頭に薬液が付着するようなイメージで内服させます．苦味があるので，蜂蜜と等量ずつ混ぜ合わせて内服すると効果的です．オブラートに包むなどすると，咽頭に薬液が付着せず効果がないといわれています．

急性咽頭扁桃炎の初期で冷え性がある患者では，温かいお湯に溶かした麻黄附子細辛湯が有効です．痛みが軽減したら，小柴胡湯か小柴胡と桔梗湯の組み合わせに変更します．冷え性の患者には小柴胡加桔梗石膏は冷える原因になるので，あまりお勧めしません．

学童以上の反復性扁桃炎や慢性扁桃炎で，いびきやアデノイド肥大を伴う症例では，柴胡清肝湯や荊芥連翹湯が効果を示す場合がありますが，味が苦く内服しづらいことを説明しておく必要があると思われます．

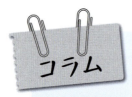

## 中耳炎・反復性鼻出血・耳下腺炎と漢方治療

　中耳炎に対する漢方治療として，急性期に葛根湯や葛根湯加川芎辛夷が処方されることがあります．また，後者は反復性中耳炎の急性増悪時にも処方されますが，炎症が沈静化している時には十全大補湯などが処方されます．滲出性中耳炎には柴苓湯や五苓散が処方されることがありますが，難治性の場合はこれらに柴胡清湯を併用することがあります．

　鼻出血を鼻炎などを基礎として反復する場合，黄連解毒湯や柴胡清肝湯あるいは三黄瀉心湯や温清湯などかなり苦い味がする方剤が使用されます．井穴（ツボ）に24Gまたは23Gの針を刺して出血させる日本独自の針療法を刺絡（しらく）といい，右手または左手の親指（第一指）の爪床の外側で爪の付け根の横に瞬間的に針を浅く刺し，出血が自然に止まるまでガーゼで繰り返し血液をふき取ります．1mL未満の少量出血でしっかり抑えて止血し，絆創膏を貼ると不思議と鼻出血の回数が減り，再出血が長期間なくなってしまう例も少なくありません．私は中国でもこの部位への針治療を中医学の専門家が行うところを何度か見学しました．ほとんど出血しませんでしたが，効果は日本流の出血させる刺絡と同等のように思えました．

　流行性耳下腺炎や急性耳下腺炎は，西洋医学的には解熱鎮痛剤を処方する程度であろうと考えられますが，漢方治療では葛根湯，小柴胡湯，白虎加人参湯，柴胡桂枝湯などが使用されることがあります．反復性耳下腺炎の予防には，柴胡剤が使用されることが少なくないようです．喉が渇きやすい子どもには治療薬として白虎加人参湯が処方されます．

　他のコラムで触れたように，中国で流行性耳下腺炎に熱を下げるとともに耳下腺の腫れを軽快させる目的で板藍根を含む柴胡葛根湯が処方されることがありますが，他の疾患にはまず処方されないという点は，漢方医学の考え方と中医学との考え方に違いがあることの傍証の一つになるのかもしれません．ここでいう「葛根湯」は日本とは違って「葛根」の単独使用です．つまり，中国の柴胡と葛根の2つしか使用されていません．これに板藍根を混ぜます．

## 3　嘔吐・下痢・胃腸炎

　嘔吐と下痢あるいはそのいずれかを訴えて救急外来を受診する子どもは多く，その多くは軽症の感染性胃腸炎で，ウイルス性胃腸炎が最も多くを占めます．一般的な小児科外来でも同じ傾向がみられます．ですが，頻度は高くないものの，見逃してはならない重篤な疾患をもった小児がその中に含まれていることも事実であり，しっかりとした鑑別診断を行う必要があります．子どもの年齢，意識レベルやバイタルサインなど全身状態の把握，腸閉塞を疑うべき胆汁性嘔吐の有無や吐物への血液混入の有無，随伴症状（腹痛，便秘，下痢・血便など便の性状，吐血の有無，食思，嚥下痛，嚥下困難，腹部膨満，圧痛，腹膜刺激症状の有無，腸蠕動音などの胃腸症状のほか，頭痛・髄膜刺激症状などの神経症状，咽頭痛，呼吸苦，咳嗽などの呼吸器や耳鼻咽喉科疾患の症状，背部痛，側腹部痛あるいは尿や月経周期など消化管疾患以外の原因も考慮した病歴の聴取と診察が必要になります．

　つまり，嘔吐や下痢は消化器疾患だけではなく，年齢ごとに頻度が異なる様々な疾患，つまり，神経疾患，呼吸器疾患，腎泌尿器疾患，感染症，妊娠あるいは婦人科疾患，循環器疾患，代謝性疾患，中毒，小児虐待など様々な原因で生じ得る症状であることを意識した診療を行う必要性があります．

　検査は，腸閉塞が疑われる場合や消化管外症候・所見を認める場合に，その鑑別診断に必要な内容を考慮します．電解質，血糖，アンモニアなどの生化学検査，血糖値，血中アンモニア，腎機能，血液ガス，検尿のほか，感染症を疑う場合には末梢血液像，CRP定量，各種細菌培養検査を加えて実施します．X線写真，超音波，CTなどの画像検査も必要に応じて追加します．治療は原疾患の治療を最優先で行います．

　入院治療が必要な患者でウイルス性胃腸炎が疑われる場合にはノロウイルス，ロタウイルス，アデノウイルスの便中抗原検査を行います．ウイルス性胃腸炎や消化不良，水分の過剰摂取による下痢や嘔吐の場合には抗菌薬は使用しません．

　母乳やミルクは制限する必要はなく，普段通りに授乳させます．脱水が

ないか軽度の場合には経口的に水分投与を行い，中等度以上の脱水がある電解質の確認をして必要な輸液を行います．止痢剤は利点があまりなく病原体を腸管内に留めてしまう場合や腸管壊死などの危険な副作用のリスクもあるため，基本的に使用しません．細菌性腸炎が強く疑われるか，便培養で病原細菌が検出され，乳幼児や基礎疾患のある児，全身状態が不良の場合に抗菌薬の投与を考慮しますが，投与が必須ではないため，臨床経過や重症度などをしっかりと把握して判断する必要があります．嘔吐を止めるための薬剤は，ドンペリドン（ナウゼリン坐薬）が使用されることが一般的です．

漢方治療で嘔吐や下痢に最も頻用されているのは利水薬の代表格である五苓散です．喉が渇く患者に特に有用であるとされていますが，強い腹痛や発熱を伴う場合には柴苓湯が有効です．また，強い腹痛があっても排便後に腹痛が軽減する場合も柴苓湯が有効なことが多いとされます．どちらの方剤も，お湯で溶かして冷ましてから，あるいは氷を加えて生温くしてから内服する方が飲みやすい傾向があります．ただし，嘔気が強く，頻繁に嘔吐する場合には，医療機関で自製した坐剤かお湯に溶かして作成した薬液を注腸する方法が極めて有用で，即効性もあり，救急外来でも使用できます．

坐剤は，電子レンジで加熱して溶解した 5g のホスコ S-55 に対して乳鉢ですりつぶした 5g のエキス製剤を加えてよく攪拌し，シリンジを使って坐薬コンテナに 5 等分に分注し，室温で冷まします．完全に固まったら，シーラーでシールするか，ホッチキスやセロテープで蓋をして冷蔵庫に保存し，3 カ月以内に使用します．体重 20kg 未満の児は 1 個，20kg 以上の児は 2 個を 1 回量として肛門からしっかりと奥へ挿入します．

注腸する場合は，体重 20kg 未満の児は半包，20kg 以上の児は 1 包のエキス製剤を 5 ～ 10mL のシリンジ内に入れ，適量の微温湯を吸ってよく攪拌します．エキス剤が完全に溶解する必要はなく，ネラトンカテーテルもしくは点滴の延長チューブを鈍的に短く切ったものをシリンジに繋ぎ，肛門内にカテーテルもしくはチューブを 5 ～ 6 センチ程度挿入して，注腸します．啼泣したり，抵抗したりして腹圧が高まると逆流することもあり，注意が必要です．適量のワセリンをカテーテルやチューブに塗付し

てから挿入すると上手くいくことが多いという感触を得ています。

　投与量は、注腸の方が坐剤よりも多くなりますが、本当は全年齢で 2.5g を 10mL の微温湯を使って攪拌したものを注腸しても安全かつ有効であり、嘔気・嘔吐がとりわけ激しい場合には、実際にそのような量で投与することも少なくありません。

　五苓散、柴苓湯ともに経口投与あるいは坐剤の挿入もしくは注入実施から約 30 分で効果が発現する例が多く、その時点から大匙一杯分の経口補液などを与え、嘔吐がないことを確認しながら徐々に量を増やします。食事がほとんど摂れていない場合や下痢が酷くなっている場合には、キャンディーなどで糖分を与えて血糖値を維持します。

　この坐剤や注腸で投与する方法は、五苓散と柴苓湯のほか、尿路結石や胆管結石などで痛みが激しい場合に投与する芍薬甘草湯でも実施可能です。

　五苓散や柴苓湯で十分な効果が得られなかった場合、真武湯の内服が効果的な場合があります。ただし、真武湯には附子が含まれており、その成分であるアコニチン中毒を回避するために過量投与にならないように注意が必要です。また、胃酸の逆流を認める症例では、真武湯よりも半夏瀉心湯や茯苓湯が有効です。

　腸の蠕動運動が亢進していることが明らかな、いわゆる"しぶり腹"を呈する場合には、桂枝加芍薬湯を用いると有効な場合があります。この方剤は小学生高学年から大学生ぐらいまでの若い人々の下痢型過敏性腸症候群の治療に用いるとしばしば有効性を示します。しぶり腹を呈し胸脇苦満がある下痢がやや長引く傾向がある症例では、柴胡桂枝湯が有効なことが少なくありません。

　また、水様性下痢が頻繁に出現し喉の渇きや尿量減少が認められる場合には胃苓湯が有効であるとの報告もあります。

　下痢や嘔吐が回復した後でも腹痛を訴える場合には、腹部膨満や便秘傾向があれば大建中湯と小建中湯を等量に混ぜ合わせた中建中湯を服用させます。腹痛と食欲不振が続く場合には六君子湯、冷えや下痢が持続する場合には人参湯、体力低下の場合には補中益気湯を服用させます。虚弱な子どもで腹痛だけが遷延する場合には、小建中湯を選択します。

急性胃腸炎罹患時の食事は，まず経口水分摂取と糖分であり，回復するに従って塩分を加えたお粥，和食など消化のよいものを食べさせるという日本の伝統的な方法が良いとされることが少なくありませんが，十分なエビデンスがあるとはいえないようです．

---

激しい嘔吐がある時　→　強い腹痛か発熱もある　⇒　柴苓湯の注腸か坐剤挿入

腹痛は強くなく，発熱はないか微熱　⇒　五苓散の注腸か　　→　　改善せず脱水が
　　　　　　　　　　　　　　　　　　　坐剤挿入　　　　　　　　高度なら入院加療
　　　　　　　　　　　　　　　　　　　　　　　　　　　　　　↓真武湯も考慮する

下痢・腹痛に対して乳酸菌製剤などのプロバイオ　　←　改善すれば通院治療
ティクスや漢方薬の投与
↓
漢方薬：症状で半夏瀉心湯，茯苓湯，桂枝加芍薬湯，柴胡桂枝湯，五苓散，
　　　　柴苓湯，胃苓湯から選ぶ
　　　　遷延傾向があれば，中建中湯，補中益気湯，人参湯，小建中湯を
　　　　症状や証から選ぶ

**図7**　急性胃腸炎における漢方治療の流れ

---

　なお，柴苓湯は小児において最も副作用が出やすい方剤とされ，その多くは膀胱炎であり，特にネフローゼ症候群に対する長期投与でみられることがあり，注意が必要です．出血性膀胱炎の形をとり，中止すると速やかに改善することがほんとだと思われます．

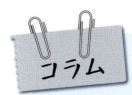

## コラム　大酒家をフォローできる漢方薬

　小児漢方治療の本には相応しくない話題かもしれませんが，総合診療科医という観点からも本書を書いていますので，この話題を少し書いておこうと思います．

　柴胡桂枝湯は，発汗や悪寒を伴う発熱している人の気道感染症のほか，肝機能障害や胆のう炎，胆石，消化管潰瘍などに処方される方剤ですが，副作用として肝機能障害や黄疸あるいは間質性肺炎や偽アルドステロン症，ミオパチーなどを生じることもあります．

　この柴胡桂枝湯は慢性膵炎に保険適応があり，基礎的なエビデンスもあります．また，肝保護作用，胃粘膜防御作用のエビデンスがあることから，この方剤一つで大酒家の外来フォローができる便利さが魅力になっています．

　副作用に肝機能障害があることは皮肉ですが，副作用チェックを薬剤管理の目安として処方することはとても有用だと思います．

　脂質代謝異常や高尿酸血症がある場合もその異常に対応した薬剤を併用することが可能であり，認知行動療法を取り入れた患者指導を行えば，より良い診療が行える症例が増えることが期待できます．

## 4　腹痛・便秘

　腹痛には，腹部領域における内臓痛，体性痛，関連痛があることは良く知られていますが，痛みの伝達経路や感受性，心理的要素などいろいろなものが慢性腹痛の感じ方に影響すると考えられています．

　小児の急性腹痛の多くは便秘症であり，救急入院を必要とする症例は5％未満であるとされています．腹痛の治療の原則は原因を明らかにし，遅れることなく治療を開始することです．消化管閉塞症や腹膜刺激症状の有無はしっかりと確認しなければなりません．疑いがある時，判断の苦慮する時には積極的に腹部超音波検査，腹部単純X線検査，CT検査を行います．ただし，バイタルサインが不安定な場合はまず呼吸状態や循環動態を安定される治療を疼痛緩和と並行して行ってから，検査を進めます．

浣腸は便秘による腹痛への第一選択となる治療法ですが，全身状態が不良な場合には行ってはいけないとされています．疼痛緩和の方法として，経鼻胃管挿入と内容物の吸引は腸管の伸展を軽減し，腸管虚血を予防し得ると同時に腸管への腸内細菌の侵入を防ぐとされています．激しい痛みには輸液ルートを確保し，モニター管理下で麻薬性鎮痛剤投与を行います．鎮痙剤は便秘や消化管閉塞では投与してはなりません．

慢性腹痛は，一通りの検査をして特段の異常がなければ，丁寧に説明を行って患児や家族を安心させることが第一です．その上で，機能的ディスペプシアあるいは過敏性腸症候群などの病名を告知して介入することも良いと考えられています．介入に際しては，治療終了の目標を"登校して授業を受けることができるようになる"など現実的に実現可能なことに早期に設定することが推奨されています．身体的・心理的なストレスを把握できるように心がけます．消化管機能に負担にならないような食事指導を認知行動療法的な指導と合わせて行うことが有用です．

便秘は小児期から成人の便秘症に移行することが少なくなく，2006年には欧米で複数の小児便秘診療ガイドラインが作成され，日本では食習慣や許認可されている薬剤の違いを考慮した独自のガイドラインが2013年に策定されました．

便秘の基礎疾患があれば，その治療を行います．基礎疾患がなければ，食事やトイレトレーニング，運動を含めた生活習慣の改善を指導します．

腹痛に対する薬物療法は，不安が強い場合は三環系抗うつ薬，腹部てんかんが考えられる場合は抗てんかん薬，蠕動が亢進している反復性腹痛には抗コリン薬，腹部膨満や腸管内ガス貯留には消泡薬などが使用され，その他に制酸薬，胃粘膜保護薬，腸管運動改善薬，局所麻酔薬，向精神薬などが用いられることもあります．

便秘に対する薬物療法は，プロバイオティクスによる整腸剤，麦芽糖製剤，消化管ホルモン薬のモサプリド，緩下剤（ピコスルファナート），酸化マグネシウム，ビサコジルなどが使用されます．生薬である大黄由来のセンナリドが小児に使用されることはあまりないようです．

腹痛や便秘に対する漢方治療では，しぶり腹を伴う腹痛には小建中湯から膠飴を除いた桂枝加芍薬湯がしばしば選択されます．腹部膨満があって

冷えると痛くなる子どもには大建中湯が選択されますが，より虚弱な子どもには小建中湯が選択されることも多くなります．化膿性皮膚炎やアトピー性皮膚炎があって寝汗を手掌が汗ばむ子どもには黄耆建中湯を選択します．小建中湯などの効果がなく冬場にしもやけができる，あるいは，平素から手足が冷えやすい子どもには当帰建中湯が選択されることが多いようです．

　気道感染症を繰り返す腹痛に悩む子どもや心理的要因が関与していると考えられる子どもに柴胡桂枝湯が効果的であるとされています．虚弱で腹痛を繰り返し，胸脇苦満がある子どもに特に有用であると思われます．便秘が主体で冷えると痛む場合にも大建中湯が選択されます．

　その他の方剤として，中建中湯，人参湯，真武湯，芍薬甘草湯などが使用されます．胸焼けや食欲不振を伴う腹痛，向精神薬や抗てんかん薬内服に伴う食欲不振や腹部不快感あるいは機能性ディスペプシアには六君子湯が効果的な例が比較的多く認められます．この方剤には様々なエビデンスが知られています．

　起立性調節障害で頭痛と腹痛を訴える場合には，半夏白朮天麻湯が有効なことが多いことが知られています．生理痛や下痢に伴う腹痛には当帰芍薬散が有効ですが，甘いものが好きな女児の生理痛に胃痛に使う安中散が有効な例があることも知られています．

---

第一選択薬＝小建中湯　典型的な実証でない場合は，この方剤で治療開始
　小建中湯の証：腹力が弱く，腹診で腹直筋のれん縮を認める虚弱体質
　少し体力があれば，桂枝加芍薬湯が良い．　　⇒　これら5剤が無効
　小建中湯証＋手足の冷え→当帰建中湯　　　　　　なら大建中湯か中
　小建中湯証＋手足の汗，　　　　　　　　　　　　建中湯も考慮
　化膿性皮膚疾患・アトピー性皮膚炎→黄耆建中湯
　小建中湯証＋胸脇苦満→柴胡桂枝湯

**図8**　**小児の腹痛や便秘に対する漢方治療の基本的流れ**
　小建中湯が無効な時→他の症状で他の方剤を考慮する

## 5 気管支喘息

　気道におけるアレルギー性炎症によって惹起される気道過敏性の亢進状態に様々な誘因が関与することで気管支平滑筋がれん縮し気道上皮の浮腫が生じ，その結果として気道の内径が小さくなり，呼吸困難や咳嗽が出現することが，気管支喘息の基本的な病態です．

　誘因となるのは，アレルゲン，気道感染，大気汚染物質，運動負荷，過換気など様々なものがあるとされ，アレルゲンを吸い込まないための生活指導が大切です．

　小児の気管支喘息に対する治療は，日本小児アレルギー学会により作成された「小児気管支喘息治療・管理ガイドライン」に沿って実施することがスタンダードになっています．

　家庭での気管支喘息発作胃への対応の基本は，医師の指導によって「強い喘息発作のサイン」である呼吸困難や意識レベルの変化（意識低下あるいは興奮）の有無を観察すること，サインがないときの家庭での対応方法の習熟，サインがある場合の速やかな受診の実現を確実にすることであり，医師患者間の信頼関係が基礎になければなりません．

　発作時の頓用薬の使用方法は，短時間作用性$\beta_2$刺激剤の吸入か内服です．これらの効果が十分にあると判断すれば家庭で様子を観察し，効果が不十分な場合には2度目の頓用を行います．効果がない，あるいは2度の頓用でも十分に改善しない場合には速やかに医療機関を受診するなど，適切な受診ができるような指導が必要になります．

　なお，テオフィリン徐放製剤，ツロブテロール貼付剤，経口ステロイド剤は即効性が期待できないことから，家庭における小児への投与は適さないとされています．

　医療機関においては，喘息発作を小発作，中発作，大発作に区別し，それぞれの場合に対する対応がガイドラインに定められています．

　小発作では$\beta_2$刺激剤の吸入を行い，貼付薬は使用しません．吸入で落ち着けば$\beta_2$刺激剤の内服を行います．

　中発作では，酸素飽和度（$SpO_2$）が95％以上になるように酸素投与を行い，効果の程度により$\beta_2$刺激剤の吸入を計3回，20〜30分間隔で繰

り返します．反復投与が必要な場合は，吸入の後に注射または経口による
ステロイド投与を行います．アミノフィリンの点滴投与は，特に乳幼児で
は痙攣などの副作用の可能性を考えて投与しません．症状がほぼ消失し，
$SpO_2$ が 97％以上，改善後に 1 時間以上の観察で悪化が認められない場
合には帰宅させてよいとされています．帰宅後は内服や吸入による数日間
の $\beta_2$ 刺激剤の使用を継続します．この場合は，貼付薬が使用されること
もあります．

　大発作では，入院加療を行います．また，中発作が 2 週間以上続く場
合や肺炎や縦隔気腫，無気肺など肺疾患が合併する場合にも入院加療を行
います．入院加療は，酸素投与と補液→$\beta_2$ 刺激剤の反復吸入とステロイ
ドの全身投与を行います．このような治療に反応しない場合には，イソプ
ロテレノール持続吸入療法を行います．

　喘息の長期管理では，抗アレルギー性炎症薬が第一選択薬であり，ロイ
コトリエン受容体拮抗薬（オノンやシングレアなど）が選択されます．こ
れが効果不十分である場合には，吸入ステロイドを併用します．吸入ステ
ロイドは成長抑制などの副作用があり，年少時ほど早期から減量を考慮
し，必要最小量を投与するように心がけることが大切です．長期に及ぶ治
療が必要な児に対しては，成人内科への移行も考慮する必要があります．

　ただし，成長障害を生じ得ることが報告されている小児に対する発作間
欠期の吸入ステロイド療法は行うべきではなく，発作時の吸入ステロイド
療法の有用性に関するエビデンスは今のところありません．また，ウイル
ス感染が関与した乳幼児の気管支喘息に対する経口ステロイドの有用性も
認められていません．また，テオフィリン製剤は 2 歳未満における治療
薬として推奨されていません．2 歳以上の重症例に対する高用量吸入ステ
ロイド療法にテオフィリン製剤を補助的に用いることがガイドラインに示
されていますが，テオフィリン製剤による RTC 療法は，発熱やエリスロ
マイシンなどの薬剤の併用によって血中濃度が高くなる可能性を考慮する
など，慎重な対応が必要です．したがって，血中濃度を迅速検査できない
環境下では，副作用防止の観点からテオフィリン製剤の使用は回避すべ
きであると思われます．$\beta_2$ 刺激剤には短時間作用型，長時間作用型，24
時間以上作用する超長時間作用型の薬剤がありますが，超長時間作用型製

剤は小児への適応はありません．また，気道感染や強い喘息発作時の一時的な気道の過敏性亢進に対しては，$\beta_2$刺激剤の追加投与は貼付剤・経口剤のいずれも2週間以内とできるだけ短期間とし，改善が乏しい場合には長期管理を視野に入れた治療方針の再検討が必要です．

　小児気管支喘息の漢方治療は，成人の場合と同じく西洋医学同様に発作時と発作間欠時に分けて考えます．成人の気管支喘息の間欠期の維持療法として柴朴湯の有用性についてのエビデンスがあります．この方剤には，アレルギー性炎症を抑制する作用があることがよく研究されており，肥満細胞や好塩基球に対するヒスタミン遊離抑制作用のほか，好中球に対するPAFやロイコトリエンC4の遊離抑制作用，好酸球に対するロイコトリエンC4，MBP，ECPの遊離抑制作用があることが知られているほか，様々な基礎研究報告や臨床研究報告があります．小児に対する漢方治療の要点を以下のようにまとめました（図9）．

---

　**発作時**（β刺激剤と併用する場合は投与量を2/3にすること）
　　熱証: 熱がり，発熱，発汗する時 →
　　　　　　　麻杏甘石湯: 気道感染症の初期の発熱時の発作（第一選択薬）
　　　　　　　神秘湯: 気管支炎合併例や発作が長引いた場合
　　　　　　　麻黄湯: 鼻閉が強く発汗が少ない場合（1－2日の短期間投与）
　　　　　　　五虎湯: 痰がよく絡む場合（他の方剤からの変更も含む）

　　寒証: 寒がり，透明な鼻水，水様性痰がある時→

　　　　　　　小青竜湯（第一選択）冷えがある場合の基本薬であり，虚実中間証で寒証が特によい適応
　　　　　　　苓甘姜味辛夏仁湯: 他の薬剤で食欲が落ちた時
　　　　　　　　→この方剤のみβ₂刺激剤併用時も減量不要
　　※証にかかわらず，痰が切れにくい時 →
　　　　　　　麦門冬湯

　**間欠期**　長期の内服に際しては麻湯や甘草の副作用に注意し，なるべく少量投与とすること
　　小学生以上　→　柴朴湯
　　乳児/幼児　→　苓甘姜味辛夏仁湯または小青竜湯または五虎湯に小柴胡湯を併用する
　　　※心理的要因の関与が疑われる症例では年齢にかかわらず柴胡桂枝湯を併用する

**図9**　小児の気管支喘息に対する漢方治療の基本パターン

中国の中医学ではアレルギー性鼻炎を含めて小児に小青竜湯が単独で処方されることは稀なのですが，明らかな寒証を示す小児の喘息発作では小青竜湯が単独で処方されることが少なくありません．この点は，日本の漢方薬と同じですね．

中医学では，寒証と熱証が交錯している小児の喘息発作では大青竜湯が処方されることが少なくありません．しかし，漢方医学では大青竜湯は寒証には関係なく，熱がある太陽病の実証に対する方剤として考えられることが多く，この点は中医学とは異なります．

ちなみに，大青竜湯は，桂皮・甘草・生姜・大棗・麻黄・杏仁・石膏から構成される方剤ですが，医療用漢方製剤にはありません．また，小青竜湯，大青竜湯とも麻黄の色が青いから青という字が名前についているのだそうです．

## 6 蕁麻疹

蕁麻疹は，皮膚マスト細胞から放出されるヒスタミンなどの活性物質が組織に作用して知覚神経を刺激して痒みを生じ微小血管の拡張による発赤・紅斑や透過性亢進による膨疹などを生じる疾患で，明らかな誘因が特定できない特発性，アレルギーや物理的因子，アスピリンなど NSAIDs によるものなど刺激誘発型，および，血管浮腫型，蕁麻疹関連疾患に分類されます．日本には，蕁麻疹に対する診療ガイドラインは皮膚科学会版，プライマリケア学会版およびアレルギー学会版があります．

成人に比べて小児では先行急性感染に合併する症例が多く，病歴の聴取が重要であると言われています．Ⅰ型アレルギー反応とその類似反応による症例が多く，抗ヒスタミン薬が効果を示す症例が多いとされ，初回の発症では，ザイザルやアレジオンなど第2世代の抗ヒスタミン薬がしばしば処方されます．また，繰り返し発症する場合の抗アレルギー薬として第2世代の抗ヒスタミン薬であるアレロックやクラリチンが処方される傾向があるようです．けいれん閾値を下げる第1世代の抗ヒスタミン薬や第2世代のケトチフェンフマル酸塩は中枢抑制作用があり，注意が必要です．また，重症ではない場合にはステロイドの全身投与は回避するべきである

とされています.

ただし，時として蕁麻疹に気道粘膜など他の臓器や組織の症状を伴うアナフィラキシーの場合には，アドレナリンの筋注も適宜行う必要があります．しかし，アナフィラキシー患者に対するエピペンの使用については，家庭など医療機関の外で使用することが多いため，併用禁忌情況が発生しないかどうかに注意を払って処方する必要があります.

欧米では，複数の抗アレルギー薬・抗ヒスタミン薬を併用するよりも，単一の薬剤を増量した方が効果的であるとされ，日本皮膚科学会のガイドラインは単一薬剤の無効例は他剤に変更するか，同一薬剤を倍量投与しても良いと記載されています.

急性蕁麻疹に対する漢方療法では，熱証で浮腫性の大きな紅斑や丘疹を示す場合には越婢加朮湯が使用されることが多く，消炎作用と利水作用による効果であると考えられています．尿量が少なく便秘傾向のある人の蕁麻疹には茵蔯蒿湯（いんちんこうとう）が使用されます．尿量が少なく喉が渇く人の蕁麻疹は茵蔯五苓散が使用されます．後者は十味敗毒湯と併用されることがあります．茵蔯蒿湯および茵蔯五苓散，十味敗毒湯は急性・慢性いずれの蕁麻疹にも使用されます．西洋医学の治療に抵抗する慢性蕁麻疹の高齢者にしばしば試みられる治療法ですが，乳児にも漢方療法は有効なことが少なくありません.

柴苓湯は，紅斑や紅斑のような結節を呈して胸脇苦満がある蕁麻疹や結節性紅斑の治療に効果的なことがあると言われており，有効症例の報告も少なくありません．アレルギー性血管炎に対する有効症例も報告されています.

精神的ストレスなど精神状態や精神症状が関与している慢性蕁麻疹に抑肝散が有効性を示す症例報告もされています．大柴胡湯は急性蕁麻疹や慢性蕁麻疹にも保険適応があり，体格が良く，腹力と脈が充実している実証タイプの蕁麻疹で胸脇苦満がある人の蕁麻疹に効果的であるとされています.

また，赤ら顔でのぼせやすく，下腹に圧痛があるニキビやしみが多い人の蕁麻疹に効果的な方剤として，桂枝茯苓丸加薏苡仁（けいしぶくりょうがんかよくいにん）があります．薏苡仁には抗ウイルス作用や利水作用，

消炎作用もあり，成人の症状の強い伝染性紅斑に有用なこともあります．

## 7 湿疹・アトピー性皮膚炎

### • 湿疹

　乳児湿疹は乳児期の様々な湿疹の総称ですが，治療は尋常性湿疹と同じくスキンケアが基本です．つまり，皮膚の清潔維持と保湿が基本であり，タオルで強く擦過することで傷つけることがないように指導する必要があるとされています．

　西洋医学では，中等症以上で非ステロイド性消炎剤が塗付されます．重症度が高い場合には，それに応じたステロイドの外用が行われますが，多くは自然治癒します．

　漢方治療では，乳児湿疹や尋常性湿疹などの急性湿疹には黄耆建中湯または桂枝加黄耆湯が第一選択薬であるとされています．痒みが強くて胸脇苦満がある場合には，これらのいずれかに十味敗毒湯を加えます．夜間に痒みで不眠がある場合は抑肝散が使用されますが，胃腸が弱いなど虚証ないし虚証傾向がある場合には抑肝散加陳皮半夏が好ましいと考えられます．炎症が強い傾向があり，皮膚の熱感があれば越婢加朮湯を使用しますが，中間証なら桂枝加黄耆湯を，実証なら白虎加人参湯を合方します．

　じくじくした感染局面が主体の場合には，消風散を使用します．いずれの処方を選んだ場合も胸脇苦満がある場合には十味敗毒湯が効果的なことがあり，他の方剤と合方するか，単独投与を試みることも選択肢となり得ます．

### • アトピー性皮膚炎

　アトピー性皮膚炎は，アレルギー体質や食物，汗，乾燥，黄色ブドウ球菌や真菌の感染，物理的刺激，ペットのふけ，掻破など様々な要因によって増悪と寛解を繰り返す瘙痒のある湿疹を主病変とする疾患です．特異的IgE値が高いことだけでアトピー性皮膚炎の原因あるいは悪化要因であると考えるのではなく，除去試験や負荷試験による見極めをしながら，患者指導を進める必要があります．

西洋医学では，保湿剤の利用と皮膚の清潔を維持するスキンケアを基本に，必要に応じた強さのステロイド剤や免疫抑制薬であるタクロリムス製剤による抗炎症療法を行います．瘙痒に対する対症療法は第2世代抗ヒスタミン薬ないし抗アレルギー薬の内服で行います．治療効果の判定にはTRAC（Th2ケモカイン）値の変動を参考にすることも可能ですが，小児では年齢によって正常値も異なり，成人よりも高値になります．
　漢方治療としては，様々な方剤がありますが，よく使われるものをあげておきます（図10）．

```
実証                                    中間証        虚証
葛根湯＋越婢加朮湯：痒みと皮膚の    → 越婢加朮湯  → 桂枝加黄耆湯
          熱感・紅斑が主体
消風散：分泌物が多くジクジクしている，→ 十味敗毒湯  → 小建中湯
          皮膚感染が合併
※口渇が強い児には白虎加人参湯，心理的ストレスが関与すれば柴胡清肝湯，
　虚弱なら補中益気湯
```

図10　アトピー性皮膚炎に対する漢方治療の基本パターン

## コラム　皮膚科でよく使われる方剤

　皮膚科でよく使われる代表的な方剤について，ざっくりとポイントを書いておこうと思います．普段の皮膚科領域の漢方療法は，熱海市の二宮文乃先生のお話を参考にさせていただいています．皮膚科の慢性疾患にも漢方薬が有効性を示すエビデンスがありますが，ここでは二宮先生の書かれた解説の参考に私の考え方や経験を加味して書いてみます．
　黄連解毒湯は，裏，つまり体の内部に熱があり皮膚にも炎症があって，のぼせや赤ら顔，不眠，焦燥感，高血圧，鼻出血など，時に嘔吐などもある患者で皮膚炎による痒みが強い場合，特に顔面紅潮に有効とされます．全身にも有効ですが，冷やす作用があり，虚証や寒証の人に使うと危険で，普通の体力の人でも長期に漫然と使うべきではありません．
　白虎加朮湯は病初期で，実証タイプの人で口渇があり脱水し，汗が多

く，ほてり感が強い患者の皮膚炎や蕁麻疹，尋常性乾癬の赤く充血した乾燥性病変に効果的ですが，石膏による冷やす作用があるため，長期使用には注意が必要です．

消風散は，体内に熱があり，慢性的で痒みが強い皮膚疾患に使われます．紅斑・浸潤・痂皮などが混在している口渇がある患者に特に向いているといわれています．通年性に投与されることもありますが，夏場に悪化する症例に特に有効性が高いとされています．

茵蔯蒿湯は，自律神経失調，神経症，不安，不眠や蕁麻疹，皮膚瘙痒症，痒疹，口内炎あるいは肝炎などで胃部から心臓や胸に熱が伝わるような感覚，口渇，便秘，腹満，頭部の発汗，胃部のつかえ感のある人に使用します．

十味敗毒湯は，表が熱症で実証タイプの人の化膿性疾患や皮膚疾患の初期に使用します．柴胡剤の証の特徴である胸脇苦満のある人に特に効果が良く，蕁麻疹に効果的です．なお，化膿性疾患の場合は，この方剤に十全大補湯か黄耆建中湯を併用します．それでも遷延する場合には，桂枝茯苓丸加薏苡仁を併用します．

荊芥連翹湯は，肝機能低下の体質改善を図る方剤で，扁桃炎や副鼻腔炎，鼻炎のほか，アクネ（ニキビ）にも効果があります．アトピー性皮膚炎などで慢性化して赤黒くなった皮膚を認める場合にも効果的です．単独で効果が不十分な場合には四逆湯か香蘇散を併用します．虚証から中間証，実証にも使えますが，表熱実証が基本です．アトピー性皮膚炎で四肢に痒疹がある症例では，茵蔯五苓散との併用が効果的な場合が少なくありません．

柴苓湯は，亜急性期から慢性期の始まり頃の皮膚疾患で，柴胡剤の証ないし小柴胡湯証の患者に向いています．浅黒い皮膚炎，手足の多汗症，痒疹，顔の脂漏性皮膚炎・湿疹やニキビに使用されます．帯状疱疹の初期に抗ウイルス剤と併用すると早期改善します．

五苓散は，水泡を伴う皮膚炎，アトピー性皮膚炎，乳児のよだれかぶれによる浸潤性紅斑に効果的です．低気圧が近づいた時に悪化する偏頭痛にも五苓散は有効です．

越婢加朮湯は，急性期から亜急性期の実証タイプで体表に熱がある患者が主な目標となる方剤で，紅斑が強い浮腫のある皮膚炎，虫刺症，接触性皮膚炎，充血・浮腫・痒みのある急性結膜炎，帯状疱疹，初期のケロイドなどに有効です．

補中益気湯は，胃腸機能が弱い患者の各種皮膚炎の治療薬として使用されます．アトピー性皮膚炎や様々な慢性皮膚疾患が対象になります．元気になると黄連解毒湯で気を抑制をかけてコントロールする必要が生じる症

例があるようです．

　十全大補湯は，慢性化の初期に使用されることがある方剤です．気のめ
ぐりが悪く瘀血のある患者に使います．皮膚は乾燥し，熱感はないという
特徴があります．寝汗のある乾燥性皮膚炎やアトピー性皮膚炎にも効果が
あります．

　当帰芍薬散は，体内が冷えて，瘀血があり，水毒や下腹部の腹痛がある
冷え症の患者が典型的な目標症例です．更年期障害と慢性皮膚疾患を同時
に治療する方法として選択される方剤だと覚えると良いかもしれません．

　温経湯は，体内が冷えて手足がほてり，虚証で慢性化した皮膚疾患で，
口唇の乾燥・下腹部の冷えや腹部膨満感・肌荒れ・月経不順が目標となる
症状で，思春期の女児にも有効です．手湿疹・角化型乾癬・湿疹・皮膚瘙
痒症に使用すると効果的なことがあります．乾燥に対しては温清飲や当帰
飲子との併用が良いとされています．

　当帰飲子は，虚証・冷え症で乾燥が強く落屑が多い痒みが強い患者に使
用します．糖尿病や慢性腎障害，肝疾患などがある患者の原疾患の治療と
併用すると痒みの軽減に効果的です．この方剤に含まれている四物湯は，
動脈硬化と乾燥性湿疹に効果的です．

　抑肝散は，亜急性期から慢性期の始めの体内に熱のある虚証の患者に使
用します．アトピー性皮膚炎や蕁麻疹の痒みに対するイライラに有効で
す．胃腸が弱い患者では抑肝散加陳皮半夏を使用する方が，副作用が少な
く安全です．

　柴胡加竜骨牡蛎湯は，亜急性期から慢性期のアトピー性皮膚炎や慢性蕁
麻疹などのイライラや不安を抑える薬剤として使用される方剤です．スト
レスを受けやすく精神症状のある動悸や胸脇苦満のある患者に有効です．
また，不眠や気うつにも有効で，認知症に処方して周辺症状が改善すると
いう報告もあります．

　大柴胡湯は，柴胡剤の証がある肝臓や胆嚢の疾患に伴う皮膚症状，高血
圧・肩こり・耳鳴りなどを伴う慢性的な湿疹や蕁麻疹に有効であるとされます．

　桂枝茯苓丸は，瘀血を改善する代表的な方剤で，紫斑病・凍傷・うっ滞
性皮膚炎・湿疹群・蕁麻疹・皮下出血・打撲創・尋常性痤瘡・色素沈着な
どに使用されます．苔せん化がある場合に他の方剤と合方すると有効なこ
とがあります．

　通導散は，精神症状を伴わない瘀血が強い患者に使用する方剤で，腹部
の筋肉に緊張があり下腹部に圧痛を伴う便秘があるのぼせやすい人の慢性
化・苔せん化した皮膚炎や紅皮症などに効果が認められる症例が報告され
ています．

# 8  夜尿症

夜尿症は、「5歳を過ぎて週2回以上の頻度で、少なくとも3カ月以上連続して夜間睡眠中の尿失禁を認めるもの」と定義され、5歳で約20％あり、1年で15％程度減少して治癒しますが、成人に持ち越す例が0.5％程度あるようです．

夜間睡眠中の尿失禁が生来持続する一次性と、6カ月以上尿失禁がない情況から再燃する二次性に分類されます．二次性では、学校や家庭におけるストレスなどが関与した心因性と糖尿病や神経疾患などによる症候性を考慮する必要があり、夜尿に昼間の尿失禁が加わる場合には、泌尿器疾患や心理的問題のほか、代謝性疾患など様々な疾患の可能性を考慮する必要があります．

各国に診療ガイドラインがあり、わが国では日本夜尿学会による「夜尿症診療ガイドライン2016」が参考になります．このガイドラインでは、「漢方薬は作用が温和であることから、軽症の症例か、他の薬物療法である程度改善した症例での併用療法が望ましい」と記載され、有効性が報告されているいくつかの方剤が紹介されています．

夜尿症は一般的には6歳以上が治療対象になるとされ、就寝2時間以内の水分や塩分の摂取を禁じ、就寝前に完全に排尿する習慣をつけさせる生活指導や保護者に1〜数週間の排尿記録をつけてもらって夜間尿の重さと起床時の尿量および昼間の尿の我慢できる最大尿量から夜間多尿の有無や膀胱容量を判定することが必要な例もしばしばあります．

治療の第一選択として、夜尿感知装置によるアラーム療法もしばしば行われますが、効果が現れるまでに1カ月以上かかる症例が多く、2カ月継続しても効果がない場合にはアラーム療法を無効と判断し中止することが望ましいという意見もあります．

漢方薬を除く薬物療法として、デスモプレッシン（10または20μg点鼻、就寝前）による夜間尿量の減少を図ることが効果的な例が少なくありません．この薬剤は、アラーム療法が実施できない場合か、効果が十分でない場合に選択されることが多く、アラーム療法とデスモプレッシンの併用が行われる症例も少なくありません．膀胱容量が少ない症例ではデスモ

プレッシンとオキシブチニン塩酸塩やイミダフェナシンあるいはプロピベリン塩酸塩などの抗コリン薬が併用されることがありますが，抗コリン薬は夜尿症に保険適応はありませんから，過活動膀胱の病名が併記されます．これもいわゆる保険病名ですね．

　漢方療法では，夜尿に夜泣きや疳の虫が合併する例では抑肝散がしばしば処方され，胃腸の弱い子どもには抑肝散加陳皮半夏が処方されます．

　多尿で発汗しやすく舌が乾燥気味で腹部膨満を認める実証タイプの児には白虎加人参湯が効果的であるとされています．アレルギーが関与する夜尿症では，麻杏甘石湯や葛根湯加川芎辛夷あるいは小青竜湯が処方されます．五虎湯も処方されることがありますが，エビデンスは明確ではありません．

　中間証ないし虚証でストレスが関与している場合には，情緒不安や神経質であることを目標に抑肝散や柴胡桂枝湯が処方されます．膀胱容量が小さいと判断された場合には，小建中湯や苓姜朮甘湯が処方されます．

　合併症のない夜尿症では，実証タイプで胃腸が丈夫で血色が良いが寝呆けることがある場合には葛根湯が処方されることもあります．体力がない腹部も弱々しい小児にも小建中湯が処方されます．

　抑肝散で胃腸に問題が出る場合には抑肝散加陳皮半夏が処方されますが，虚証の要素がより強い場合には桂枝加竜骨牡蠣湯が処方されることもあります．体力がなく，極めて弱々しい若年寄のような小児で日中も尿失禁がある場合には，八味地黄丸が処方されることもあります．

　ただし，小建中湯と苓姜朮甘湯を除けば，どの漢方薬も夜尿症以外の合併症の病名がないと保険適応がありません．

　最近は三環系抗うつ薬はあまり使用されない傾向にあるようですが，イミプラミン塩酸塩（トフラニール®）と小建中湯あるいはデスモプレッシンと小建中湯など西洋薬と漢方薬の併用療法もしばしば行われています．

# 9 ネフローゼ症候群

ネフローゼ症候群は，糸球体上皮細胞のスリット膜バリアをはじめとする蛋白漏出防止機能が破綻し，高濃度蛋白尿とそれに伴う低蛋白血症が生じる病態です．低蛋白血症による血漿浸透圧低下による血管内水分の間質への移動と腎臓の集合管における Na 再吸収亢進によって，浮腫が形成されますが，浮腫は診断基準上では脂質異常症とともに参考所見の一つとして示されています．診断基準における必須項目は，夜間蓄尿で 40mg/ 時/対表面積 $m^2$ 以上の高濃度蛋白尿と血清アルブミン 2.5g/dL 以下の低アルブミン血症です．

初時の治療は経口プレドニゾロン投与で，その実施後に試験紙法で早朝尿蛋白陰性を 3 日間連続すれば寛解したと判定されます．再発時も基本的に経口プレドニゾロン投与が行われます．頻回に再発を繰り返す場合には，ステロイド依存性ネフローゼでは，免疫抑制剤も使用されます．ステロイド抵抗性ネフローゼに対しては，免疫抑制剤やステロイド大量静注療法が行われます．ステロイドの副作用を早期発見するための検査や予防のための治療を検討する必要もあります．

ネフローゼ症候群に対する柴苓湯の臨床効果の報告は多く，エビデンスがあるとされています．特に，小児の特発性ネフローゼ症候群の再発は柴苓湯投与によって有意に減少することはよく知られています．柴苓湯には腎保護機能があることが動物実験で示されており，これを治療効果が出るメカニズムであると考える研究者が少なくないようです．

頻回再発型ネフローゼ症候群に柴苓湯や桂枝茯苓丸，六味丸などを投与すると再発が減少したという報告がありますが，十分なエビデンスはないようです．

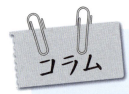

### 慢性糸球体腎炎

　小児の慢性糸球体腎炎の漢方治療として柴苓湯の治療効果を認める研究報告がありますが，対照群を使った研究データはないようです．柴苓湯とステロイドの併用で治療効果がある児では，ステロイド単独投与に較べて尿中蛋白排泄量がより早期に抑制される可能性が示唆されています．

　IgA腎症に対してはエビデンスレベルが比較的高い多施設による前方視的研究による柴苓湯の有効性を示す報告がありますが，柴苓湯が適応されるべき時期は発症早期例や軽症例ではないかという見解が優勢であると思われます．

　紫斑病性腎炎に対する柴苓湯や小柴胡湯の有効症例報告がありますが，十分なエビデンスがあると言える情況ではないと考えられます．

　漢方の理論を駆使して小児の慢性腎炎に対する漢方治療の方剤の選択を解説している書籍もありますが，現時点ではあくまでも単なる理論だけの話に過ぎず，本当に臨床的に有効性が認められるかどうかは判断できない情況であると考えられます．理論漢方だけでは治療はできないと考えるべきです．

## 10　浮腫・脱水・熱中症

　漢方医学の視点から，水分の量的異常と分布異常があるという点で，つまり水毒が関与しているという意味で，浮腫と脱水，それに熱中症を一つの項目にまとめることにしました．このまとめ方は，西洋医学的な視点だけで考えると奇異に見えるかもしれません．ここでも他の項目同様に，まず西洋医学的な視点でこれらの病態や治療を考えてみます．

### • 浮腫

　浮腫は，間質液が増加した状態で，細胞間間質液の増加のほか，胸水や腹水など体腔に液体が貯留した状態を示す用語です．浮腫の主要な原因は，毛細血管静水圧の上昇（腎炎，うっ血性心不全，妊娠，急性肺浮腫など），血漿膠質浸透圧の低下（ネフローゼ症候群，肝疾患，栄養不良など）

リンパ管の閉塞または間質膠質浸透圧の上昇（甲状腺機能低下症，悪性腫瘍，リンパ浮腫など），毛細血管浸透圧の亢進（アレルギー反応，炎症，血管神経性浮腫など）に大別されます．

浮腫を含めた全身の診察所見から，原因を推測しながら検査を行います．浮腫治療の原則は，原因疾患の特定とその治療および Na 摂取量の制限であるとされています．ネフローゼや心不全など様々な原因疾患に対して利尿剤が投与されますが，必ずしも浮腫が軽快しない場合や電解質異常を惹起することもあり，慎重な薬剤の選択を要します．

漢方治療では，利水剤の代表である五苓散が浮腫治療の第一選択であり，様々な原因で生じる浮腫に処方されます．脳浮腫や胸水，腹水に有効なことがあり，特に脳外科手術の後や脳梗塞・脳出血後の神経鞘の浮腫の軽減による頭痛やしびれ，脱力感などの症状改善に有効で，作用メカニズムやエビデンスに関する文献もあります．

熱傷やアレルギー反応，あるいは炎症が強く関与した浮腫には，越婢加朮湯や柴苓湯が第一選択薬になることがあります．口の渇きがあり飲水する割には尿量が少ない浮腫の患者には，五苓散か柴苓湯を炎症の程度によって使い分けます．

越婢加朮湯は，熱を抑える作用（清熱作用）が強く，体表面に熱感があり発赤が強い浮腫の軽減に最も効果がある方剤であると考えられています．熱感があって顔や眼瞼に浮腫がある場合にも，越婢加朮湯が第一選択になります．

五苓散は回転性めまい，頭痛（片頭痛を含みます），浮腫，嘔吐，二日酔いに効果的で，柴苓湯は下痢や熱傷に伴う浮腫，越婢加朮湯はアレルギー性浮腫や熱傷，ハチ刺症，蜂窩織炎などに有効で救急医療の現場でも使用されることがあります．

下半身の浮腫があり胃腸機能の低下を認める場合には，胃苓湯や四君子湯あるいは六君子湯を処方されますが，即効性はあまりないようです．

## • 脱水

脱水は，体内から細胞外液および細胞内液が失われた状態であり，電解質の喪失を伴うこともあります．脱水の評価として，口渇，易刺激性，意

識状態といった一般状態の変化，眼窩陥凹，皮膚ツルゴールの低下，粘膜の乾燥，静脈再還流時間の延長などが有用な所見であるとされています．中等症までの脱水は，経口補液療法（ORT）が世界各国で推奨されています．ORTも，ORTが実施できない症例や重症症例に対する等張液を初期輸液とする経静脈補液療法も，3～6時間で必要水分量を補うことを推奨しているガイドラインが世界には多数あるようです．

　漢方治療でも，脱水に対する治療の基本は経口補液療法（ORT）であり，体内の水分バランスを整える作用と胃腸機能を改善する作用があるとされる白虎加人参湯を処方することがあります．

## • 熱中症

　熱中症は，暑熱障害によって生じる脱水を伴う身体の適応障害によって生じる異常の総称です．従来は，熱疲労，熱虚脱，日射病・熱射病などの分類がありましたが，最近では日本救急医学会による熱中症分類がメジャーとなり，最も軽い熱虚を熱中症Ⅰ度と呼ぶようになったことから，以前よりも重症扱いが多くなったというイメージをもたれるベテラン医師も少なくないようです．熱中症Ⅱ度が熱疲労，熱中症Ⅲ度が熱射病であると理解すると混乱が少ないと思われます．

　Ⅰ度は経口補液か静脈補液と身体の冷却で改善し，入院は不要です．Ⅱ度は，多臓器不全など重篤な合併症がないかどうかを評価することを兼ねた入院による加療となります．中枢神経症状がある最も重症度が高いⅢ度の場合はICU管理が必要です．この場合は，体温管理，輸液管理，呼吸管理，循環管理，脳浮腫対策，けいれん対策，DIC対策などを厳重に行います．

　漢方治療では，軽症例に対しては清暑益気湯または白虎加人参湯あるいはこれらと五苓散を処方することがありますが，中等症以上ではその効果についてのエビデンスは十分ではありません．また，熱中症予防として五苓散が処方される場合もありますが，やはりエビデンスは十分ではありません．甘い飲み物やアイスに混ぜると服用しやすくなる白虎加人参湯は，皮膚がほてっている場合に効果があるとされますが，電解質と水分補給の方が効果的なのかもしれません．

室温が高くなくても，湿度が高く換気が悪い室内では熱中症を生じやすく，注意が必要です．明らかな意識障害がある場合は，躊躇なく入院加療とする必要があります．

## 11 起立性調節障害

起立時の静脈系血管収縮反応が不良であることが原因となって下肢に血液が貯留して心臓への静脈環流量が減少し，心拍出量と収縮期血圧が低下することで主に午前中に立ちくらみ，めまい，嘔気などの「脳貧血」と俗称される症状が出現することを，起立性調節障害といいます．身体的な成長と内分泌的な発達による身体変化と生活リズムや環境変化も影響し，多くは思春期前後に症状が顕在化します．

女児に多く，体質的な影響があるのか，全症例の約80％に家族歴があり，特に母親の70％前後に本症の既往があるとされています．

日本小児心身医学会から，「小児起立性調節障害診断・治療ガイドライン」が公開されています．貧血，各種の不整脈や心肺疾患，神経疾患や精神疾患，消化性潰瘍，内耳障害，視力障害を除外することが大切で，診断は重症度判定も兼ねて行う方法などがガイドラインで解説されています．

治療も重症度によって方法が異なります．軽症例では基本的に薬物療法は行わず，生活指導が中心になります．心理的要因が関与している症例では，学校への指導や連携が必要であるとされています．さらに重症度が高くなれば，薬物療法や家庭や友人関係などの環境調整，さらには心理療法が必要なこともあります．

薬物療法は，塩酸ミドドリン，メチル硫酸アメジニウム，プロプラノロールの内服が行われます．血管拡張性片頭痛がある症例ではジヒデルゴットが使用されることがあります．また，自律神経緊張不均衡を是正するためにグランダキシンが使用されることもあります．

漢方治療では，半夏白朮天麻湯が頭重感やめまいと食欲不振が目立つ冷え症の場合に使用されます．動悸や不眠，イライラを伴う場合には，柴胡加竜骨牡蛎湯が使用されます．女児で冷え症や胃腸症状が目立つ場合には，当帰芍薬散が使用されることもあります．

また，精神的ストレスが目立ち，不安が頭痛や腹痛に伴う場合には，柴胡桂枝湯が有効であることが少なくありません．食欲不振と腹痛があり，冷え症が問題にならない児では男女とも小建中湯が効果的なことがしばしばあります．

これらの方剤がどれも無効な場合には，体力の弱い児には補中益気湯，体力が比較的保たれている児には苓桂朮甘湯が使用されますが，これらの方剤は第一選択とはなりません．本症に対する補中益気湯の有効性を報告した論文もあります．

## 12 不整脈

成人と同様に，小児の不整脈も頻脈性不整脈と徐脈性不整脈に分けて考えられています．2000年に「小児不整脈治療のガイドライン」が日本循環器学会雑誌に掲載されました．

小児では，期外収縮が最も頻度が高いようです．病歴や家族歴，心エコー検査，胸部X線検査，安静時心電図検査のほか，学校管理指導表への記入を意識した検査として，各種の運動負荷心電図を行うのが良いと思われます．また，必要に応じてホルター心電図検査も行います．診察所見や心電図などを参考に，必要に応じて，電解質測定（Na, K, Cl, Ca, Mg）およびBNP（脳性ナトリウム利尿ペプチド）測定も行います．

治療は，ガイドラインや専門書の記載に準じた薬物療法や必要に応じたカテーテルアブレーションやペースメーカー埋め込み術も視野に入れて検討します．

成人に対する漢方治療は，ストレス緩和や自律神経の調節による治療効果を狙うという考え方で進められます．

小児期の不整脈は新生児期や乳児期や思春期に好発しますが，その原因が明らかになる前に自然寛解するものも少なくありません．診療では，すぐに抗不整脈の処方を考えるのではなく，不整脈がsick sinus syndrome（SSS）などの致死的な不明脈ではないかどうか，原因となる器質的疾患の有無はどうか，を見極めることがまず大切です．

小児でも成人でも，甘草を含む方剤では低K血症による不整脈の増加

があり得るため，注意が必要です．ちなみに，柴胡加竜骨牡蛎湯は，高血圧症，動脈硬化症，神経性心悸亢進症にも保険適応があります．この方剤が無効な患者で体力が低下しており，胸脇苦満が明らかな場合には，柴胡桂枝乾姜湯が有効なことがあります．胸脇苦満がない体力が低下した患者では桂枝加竜骨牡蛎湯が有効なことがあります．また，胃腸機能に問題がない脈が飛ぶ動悸を訴え皮膚が乾燥しやすい人は，炙甘草湯が効果的なことがあり，この方剤は動悸，息切れに保険適応があります．

起立性調節障害の診断基準を満たす小児の不整脈，特に流出路起原のVT（心室性頻拍）には，苓桂朮甘湯が有効であるとの意見があります．

なお，成人では慢性心不全に対する漢方治療も報告がありますが，小児では今のところ方剤の使い方は確立しているとは言えないようです．もちろん，理論だけの使い方を解説した本もありますが，あくまでも理論だとしか評価できません．急性心不全には漢方薬の適応はないと考えられています．

## 13 夜泣き・夜驚症・チック

### ・夜泣き・夜驚症

新生児期から2歳ぐらいまでの時期に，夜間睡眠中に周期的に見られる涕泣を夜泣きと呼ぶことが多く，入眠中に臍疝痛が生じて泣き出す児も少なくありません．悪夢を見て泣き出す児もいることから夜驚症と混同されることも少なくないようです．およそ2割程度の児にみられるとする成書もあります．

新生児や乳児の場合，排便や放屁が毎日あってもその排泄量が十分ではないために夜間の睡眠中に腹痛を生じて泣き出す例は少なくありません．入眠前に綿棒で刺激して排便・排ガスを促したり，浣腸をしたりすると夜泣きが治まってしまう例は少なくありません．胃腸機能が安定化する2歳ぐらいで自然に治まることがほとんどです．2歳前後以降で夢を見て夜泣きをする場合は，覚醒させるとすぐに落ち着く児が多く，夢の内容を覚えていることがしばしばあります．日常生活やそれに関連する怖い夢やくやしい思いをする夢，つまり，悪夢が多く，悪夢が関連する夜泣きは4

〜6歳頃までは少なくありません．この年齢では，夜驚症も見られることがあります．

夜泣きに対する対応としては，夜泣きが特別な疾患ではなく成長とともに改善することを説明し，浣腸の方法や規則正しい日常生活を児や家族が過ごすことの大切さを説明するなどのカウンセリングが中心になります．

夜驚症は，学童期，特に小学校4〜5年生ぐらいに発症する例が多い傾向があるようですが，有病率は1〜3％程度と少なく，通常は半年から1年程度で自然に消失します．入眠から1〜2時間後に突然に大声で暴れ出し，興奮状態になり，5〜10分程度で自然に治まって入眠します．発症時に覚醒させることが困難で，覚醒しても症状を覚えていないことが特徴で，深睡眠時に起きると考えられています．この疾患も自然治癒することから，心配する家族にきちんと説明をしてカウンセリングすることが対応の基本です．夜驚症は遺伝傾向があると言われています．

夜泣きや夜驚症に対する治療を行う場合，乳児以下では抑肝散加陳皮半夏を第一選択薬にすると，排便・排ガスが促進され，抑肝散を母子に同時内服（母子同服）させるよりも効果的なことが少なくありません．ただし，カウンセリングで母親のストレスが認められる場合は，母子同服の元祖である抑肝散の解説をし，それが中国の古典「保嬰撮要」に記載され，日本でも江戸時代以前から行われている治療法であることを説明すると安全性が理解され，服薬コンプライアンスが向上します．もちろん，母子ともに胃腸機能が低下していると考えられる場合には，抑肝散の改良版と呼ぶに相応しい抑肝散加陳皮半夏を母子同服させることも選択肢の一つになります．これらの方剤は夜尿症を伴う場合にもしばしば処方される方剤です．

乳児や幼児では胸脇苦満が明らかになる児は少なく，他の方剤に十分な効果が認められない場合に消去法的に柴胡剤を処方することもありますが，「火が付いたように激しく泣き出す」「異常な泣き方をする」という母の表現の訴えがある児では，甘麦大棗湯を処方する価値があります．特に診察室など家庭外ではおとなしく，母親に隠れるようなタイプのこどもは甘麦大棗湯が効果的だとされています．胃腸の調子を整える小建中湯や人参湯が有効な症例もあります．

小学生の夜驚症も抑肝散の効果が十分ではなく，不安感や落ち着きのなさが母親や児に認められる場合には，甘麦大棗湯が効果的なことが少なくありません．胸脇苦満が明らかな小学生には，柴胡剤として柴胡桂枝湯などが奏効することがあります．また，胸脇苦満が明らかではない夜尿症を伴わない小学生では，桂枝加竜骨牡蛎湯が奏効することがあります．

## • チック

過去には親の養育態度や児の性格がチックを引き起こすストレス関連の要因であるかのような説が流布され，今でもそのように考える一般の人々が少なくないようです．しかし，チックは生物学的基盤がある疾患であり，神経系に異常があることが考えられています．また，注意欠如・多動症（ADHD）や強迫神経症を合併する症例もあります．

突発的で急速かつ反復性のある非律動的な運動または発声を症状とする疾患がチックです．運動チックと音声チックに分類され，いずれも短時間しか続かない単純型チックと持続時間が長く意味がある動作や音声なのかと思われるような複雑型チックがあります．

チックを主症状とする症候群がチック症です．チック症のうち，18歳未満で発症し1年以上症状が継続し，多彩な運動チックと一つ以上の音声チックが認められる場合がTourette（トゥレット）症候群またはTourette症です．この疾患の病因および病態は，複数遺伝子と環境因子が関与する大脳皮質−線条体−視床−大脳皮質回路の異常が存在することであると考えられています．このような神経回路の異常は，他のチック症にもあるものと考えられています．

なお，現在はアメリカ精神医学会によるDSM-5という疾患分類では，チックはトゥレット症，持続性（慢性）運動症または音声チック，暫定的チック症，他の特定されるチック症および特定不能のチック症に分類されています．暫定的チック症とは，一過性のチック症のことであると理解してよいと思います．

治療は，カウンセリングを通じて，チックや併発症状についての理解と疾病受容を促し，適切な対応方法を家族や本人に伝えることが基本です．併発症には，自閉症スペクトラム症やうつ病，不安神経症など様々な心理

的・精神的な問題があり得ます．環境調整はすべての症例で優先されるべきですが，その上で，チックと併発症のうちの症状が重い方に対して薬物療法を行うとする考え方が西洋医学的な治療では主流になっています．

ただし，チック症そのものに健康保険適応がある薬物はないといってよい情況であり，向精神薬が処方されることが少なくありません．本人や家族が薬物療法を希望しない場合には，認知行動療法を行います．また，必要に応じて，薬物療法と認知行動療法を組み合わせることもあります．

漢方治療としては，抑肝散か抑肝散加陳皮半夏を胃腸機能の強さや体力に合わせて選びます．疾患に対する不安が前景にある場合は，甘麦大棗湯が奏効することもありますが，長期の治療を要する疾患であることに変わりはありません．また，向精神薬の副作用としての食欲不振や嘔気の出現時には，六君子湯が効果的な児は少なくありません．胸脇苦満が明らかな児では柴胡桂枝湯が選択肢の一つとなり，胸脇苦満のほかにイライラが強く心理的に安定しない児では柴胡加竜骨牡蛎湯が選択肢の一つとなり得ます．過敏性腸症候群であった症例は，私には残念ながら経験がありません．

## 14 過換気症候群

心理的要因が関与して過換気発作を生じ，それに伴って様々な身体症状や精神症状を呈する症候群を過換気症候群といいます．精神疾患に合併することも多く，特にパニック障害との合併が多いといわれています．また，呼吸困難感を自覚する以外に症状がないと考えられるパニック障害の症例もあります．過換気症候群やパニック障害は，高校生以上の年齢に多くみられるとされていますが，小学生が発症することもあります．

呼吸困難感は，空気がうまく吸い込めない空気飢餓感として表現されることも青年期移行では少なくないようですが，小学生や中学生では少ないと考えられています．過換気が始まると，それに引き続いて動悸，胸部絞扼感，胸痛などが出現する場合，あるいは，めまい感（または，めまい），頭痛，非現実感（自分が体験していることが現実とは思えない感覚）が出現して意識障害を呈する場合もあります．

女性に多く，10歳代後半から20歳代の女性患者が最も多いといわれています．

動脈血二酸化炭素分圧を一定に保つ呼吸調節機能が不調に陥って過換気が持続するために低二酸化炭素血症から呼吸性アルカローシスが生じることが病態の中心になっていると考えられています．心理的要因により大脳皮質からの呼吸中枢のコントロールに異常が生じることが，その原因として想定されています．交感神経系の影響や呼吸中枢にかかわる神経系の異常の存在も関与しているものと考えられていますが，現時点では詳細は不明です．呼吸性アルカローシスに伴う血中遊離 Ca の減少が筋肉や末梢神経系の異常を惹起することが想定されていますが，こちらも詳細は不明です．

治療は，過換気を引き起こす可能性がある呼吸器や循環器あるいは中枢神経系や内分泌系の器質的疾患がないことを確認することが基本です．血液ガス分析による呼吸性アルカローシスの確認や二酸化炭素の吸入の影響を確かめることも補助的な検査として有用だとされています．また，過呼吸をさせて症状が再現されることを確かめる方法も補助的検査法として知られています．以前は紙袋に鼻と口にかぶせて呼吸させるペーパーバック法が行われていましたが，低酸素血症により致死的になり得る症例があることから，現在ではこの治療法は推奨されていません．現在は，心理的に安定させるように病状を説明して安心させ，ゆっくりとした呼吸を促すことが優先され，それで改善しない場合に精神安定剤の内服か筋注・静注が行われます．発作がない時期には心理的サポートが行われるほか，抗不安薬が処方されることもありますが，薬物依存性に対する注意が必要です．選択的セロトニン再取り込み阻害剤が処方されることもありますが，自殺関連事象が生じる可能性があります．

過換気症候群に心理的な要因，特に精神的なストレスが関与していることから，漢方治療でも精神安定作用をもった方剤がしばしば処方されます．比較的虚弱な人が多いため，抑肝散加陳皮半夏が第一選択薬とされることが多いのですが，不安が強く落ち着きがない場合には甘麦大棗湯のよい適応になります．特に，小学生や中学生の場合，甘麦大棗湯が第一選択薬となります．また，精神症状が目立つ場合には柴胡桂枝湯も選択肢の一つに

なります．柴胡加竜骨牡蠣湯が本症の治療薬の一つとしてあげられている文献もありますが，私は残念ながらこの方剤が有効な過換気症候群の症例経験はなく，むしろ，理論的な記述であって現実的ではないと考えています．

## 15 痙攣・てんかん

### • 痙攣

　体の筋肉の一部または全てが不随意に収縮することを痙攣（けいれん）といいます．したがって，痙攣がすべててんかん（癲癇）の症状であるというわけではありません．

　救急外来に痙攣で受診する小児は少なくなく，全身状態を評価しながら，熱性痙攣やてんかんなど様々な原因を検索しつつ，痙攣を制御する必要があります．

　受診時に痙攣が持続している場合，血管確保が可能であれば血算・生化学・血糖・電解質・血液ガスを至急検査し，抗痙攣薬を静注して痙攣を止めます．低血糖があれば，直ちにブドウ糖を静注して血糖値を正常化させます．血管が確保できない場合も指先の穿刺による血糖値測定を行い，低血糖があれば直ちに治療します．低血糖がない場合は，抗痙攣薬の坐剤挿入あるいは筋注を行います．

　受診時に痙攣が止まっている場合，神経欠落症状がないことを確認し，上記と同様の血液検査を行います．神経欠落症状がある場合，小児でも脳梗塞や脳出血，あるいは脳腫瘍などがある可能性を考える必要があります．神経欠落症状がない場合，年齢や痙攣の群発性の有無あるいは随伴症状から，てんかんの可能性を考えます．てんかんの可能性があっても，初回発作であれば抗てんかん薬は処方せずに経過をみます．痙攣が再発すれば，脳波や画像診断を行って，適切な抗てんかん薬を処方します．なお，良性乳児けいれん，もしくは，胃腸炎関連けいれんが疑われる場合は，カルバマゼピンの投与を開始します．

　外来における基本的な抗痙攣剤の使用で制御できない痙攣は，専門家に紹介することが必要であるとするのは，西洋医学・漢方医学とも同じで

す.

　痙攣に対する漢方治療は，西洋医学による治療の補助的な使い方が多く，心理的な緊張を軽減，発熱に関連する易感染性の改善などが行われる程度であり，積極的な抗痙攣治療はできないのが現実です.

　心理的な緊張を軽減する方剤としては，柴胡桂枝湯，抑肝散，抑肝散加陳皮半夏，甘麦大棗湯，柴胡加竜骨牡蛎湯などが処方されます. なお，柴胡桂枝湯は小児発熱性疾患の急性期（太陽病）から亜急性期（少陽病）のいずれの時期でも解熱させる効果が期待できるため，熱性痙攣を伴うアデノウイルス感染症やインフルエンザにも処方することがあります. この方剤は，小児の熱が高くないウイルス性気道感染症には第一選択薬にはなりませんが，熱性痙攣の予防薬としても有用であるという報告もあります.

## ・てんかん

　様々な原因により大脳神経細胞が異常放電を生じ，それにより発現する発作を繰り返す疾患ないし症候群をてんかんといいます. この異常放電をてんかん性発射といい，その起始部と伝播部位に応じて，けいれん，自動症などの運動症状，感覚症状，自律神経症状，意識の変化など，多彩な症状が発作性にみられます.

　てんかん発作は，部分発作と全般発作に分類され，分類ごとに異なる抗てんかん薬が選択されます. 部分発作はカルバマゼピン，全般発作にはバルプロ酸が第一選択薬ですが，女児ではバルプロ酸の胎児への影響を考慮し，妊娠可能年齢以上になるまで長期的な内服が必要な症例ではバルプロ酸以外の薬剤に変更していくことが望ましいとされ，新しい抗てんかん薬も様々なものが開発されています.

　また，てんかん症候群として点頭てんかんや小児欠神てんかんなど様々なタイプがあり，それぞれの症候群ごとに予後が予測できることが知られており，小児期のてんかんの中には自然寛解が期待できるものもあります.

　小児のてんかんの7～8割は西洋医学的な抗てんかん薬で良好にコントロールできますが，中には十分な効果が得られない難治例やめまいやふらつき，頭重感，眠気などの副作用に悩まされる例があります. このよう

な場合に，漢方薬を抗てんかん薬と併用したり，単独使用した場合に効果があることが以前から報告されています．

てんかん発作は，疲労，睡眠不足，興奮あるいは精神的緊張によって誘発されることがあると考えられており，これらの誘因を漢方薬によって軽減することで，てんかん発作が軽減するものと考えられています．

過去の症例報告に基づいて，小柴胡湯合桂枝加芍薬湯（小柴胡湯に桂枝湯を合包し，芍薬を増量したもの）が第一選択薬として処方することが一般的ですが，桂枝加芍薬湯に膠飴（麦芽糖）を加えた方剤である小建中湯も抗けいれん作用があるとされています．

その他の方剤として，抑肝散，柴胡加竜骨牡蠣湯，柴胡桂枝湯合芍薬甘草湯（柴胡桂枝湯と芍薬甘草湯の合包）なども抗てんかん作用があり，柴胡桂枝湯は証に関係なくてんかんに投与できる（病名治療をしてよい）とされています．これらの方剤は，過去の文献をみる限り，難治性てんかん症例にも積極的に処方する価値があると考えています．

## 16 神経性食思不振症・摂食障害

かつての神経性食思不振症は，今日では精神・心理学的問題として神経性やせ症という代表的な摂食障害の一つとされています．もう一つの代表的な摂食障害が，神経性過食症です．日本小児心身症医学会から「小児科医のための摂食障害ガイドライン」が公開されています．

摂食障害は，食行動異常を中心とする多彩な心身症状や行動異常を呈する疾患です．子どもの素因や性格傾向のほか，様々な要因が複雑に関与しており，ダイエットが契機になる場合もあれば，感染性胃腸炎などの器質的疾患による嘔吐などの症状が誘引になる場合もあり，近年は増加傾向にあるといわれています．また，神経性やせ症に自閉スペクトラム症が併存する症例もあることが知られています．さらに，1型糖尿病にも神経性やせ症が合併する症例があることも知られており，予防が大切だといわれています．

本症に対する治療は，心理療法とやせや無月経などの身体症状に対する輸液やホルモン療法であり，ガイドラインでは漢方治療については触れら

れていません．また，向精神薬は一般的には推奨されていないようです．

神経性やせ症に対する漢方治療も基本的には対症療法が主体になります．例えば，消化機能や消化器症状の改善に対して六君子湯や人参湯，浮腫や冷えに対して補中益気湯や五苓散，十全大補湯など，無月経に対して加味逍遥散，当帰芍薬散，頭痛や自律神経失調症状に対して五苓散などが処方されます．また，不眠や不安，焦燥などの精神症状に対しては抑肝散や柴胡清肝湯，抑肝散加陳皮半夏などが処方されます．

神経性過食症に対しても，六君子湯と抑肝散が併用されるなど，様々な工夫が試みられているようですが，十分にエビデンスがある処方はまだ見出されているとは言えないようです．神経性やせ症に対する漢方治療の試みは，文献的には江戸時代の浅田宗伯（あさだそうはく）の試みもありますが，今もって決定的な有効方剤は確定していません．比較的軽症と考えられる症例で補中益気湯が有効であったという報告もあり，漢方方剤と認知行動療法の組み合わせによる治療効果を期待したいとする意見もあります．

## 17　不登校・家庭内暴力

何らかの心理的，情緒的，身体的あるいは社会的な要因・背景により，本人に登校しようという意思があるにもかかわらず，登校しない，登校できないという情況を不登校と捉えることが一般的な不登校の定義であり，その子どもが家庭内で家族や家庭内の物品に対する暴力行為を繰り返す家庭内暴力をしばしば伴うことが知られています．

医療機関が関与することが多い不登校には，身体疾患，発達障害，精神疾患，児童虐待などが背景にある場合が多いといわれています．そのため，不登校に対する治療は，これら背景にある問題への適切な対応と患児に対する心理的なかかわり，学校などとの連携を含めた信頼関係の構築の上に立った心理療法が必要になると考えられています．

精神疾患や不定愁訴を惹起する自律神経機能の異常がある場合には，必要に応じて薬物治療が行われます．しかし，向精神薬に関しては副作用の問題など慎重に取り組むべき問題があります．不登校の約半数に起立性調

節障害など自律神経症状が合併すると記載されている成書もありますが，薬剤に対する心理的依存や鎮痛剤による薬物依存性頭痛を引き起こす可能性を考慮すると，慎重な対応が必須であると考えられます．

　漢方治療を行う場合，背景を考慮して方剤を選びます．つまり，胃腸が弱く虚弱体質が目立つ場合には小建中湯がしばしば処方され，焦燥感や苛立ちなど精神的な問題が目立つ場合には柴胡桂枝湯がしばしば処方されます．この柴胡桂枝湯は，腹痛や頭痛が前景にある起立性調節障害にも有効性があるとされています．また，心理的な苛立ちや家庭内暴力のような攻撃性がある場合にも柴胡桂枝湯や柴胡加竜骨牡蠣湯あるいは抑肝散，抑肝散加陳皮半夏が処方されます．

　苛立ちや攻撃性あるいは不眠傾向の背景に不安や自信喪失感などがある場合には，甘麦大棗湯が有効なことが少なくありません．

　面白いことに，これらの方剤は上記にあげた各背景が認められる心因性頻尿の治療薬としても処方され，効果があることが知られています．つまり，これらの方剤はそれぞれの患児の背景にある問題の影響を軽減することで，主な問題になっている症状を改善させるのだ，という解釈ができそうです．

## 18　発達障害

　子どもの成長・発達に関する問題である発達障害は，今日ではアメリカの DSM-5 において神経発達症としてまとめられています．その中には，知的発達症（知的能力障害），コミュニケーション症（コミュニケーション障害），自閉スペクトラム症（自閉症スペクトラム障害），注意欠如・多動症，限局性学習症（限局性学習障害），常同運動症（常同運動障害）に分類されるようになりました．

　知的発達症（知的能力障害）は，認知的能力と適応能力の発達の遅れです．コミュニケーション症（コミュニケーション障害）は，言語が理解できない・あるいは表出できないか，その両方ができない言語症，発音が正しくできない語音症，吃音で話す小児期発症流暢症，社会的な言語使用に支障がある社会的（語用論的）コミュニケーション症に分類されます．自

閉スペクトラム症は，以前の自閉症，アスペルガー障害，小児期崩壊性障害，非定型自閉症などを含む特定不能の広汎性発達障害のすべてを包括する概念です．また，以前からの定義とほぼ同じであるとされる注意欠如・多動症は，自閉スペクトラム症と併存することがあり得ることが事実として認められました．限局性学習症は，従来の読字障害，算数障害，書字表出障害，特定不能の学習障害をひとまとめにした診断名として定義されています．運動症は，発達性協調運動症，常同運動症，トゥレット症，持続性（慢性）運動症または音声チック，暫定的チック症，他の特定されるチック症および特定不能のチック症に分類されています．チックについては，本書で既に述べたような対応が行われます．

　発達障害の治療は，個々の子どもたちの特性を正確にアセスメントし，その結果に基づいて一人一人の問題に焦点を合わせた対応を様々な職種の専門家が協同して行う必要があります．つまり，保護者や教育関係者，福祉行政担当者との協力，医師，心理職，作業療法士，言語聴覚訓練士など多職種による総合的な児とその家族に対する様々なサポートや認知リハビリテーションを含む訓練が治療となります．

　発達障害のうち，注意欠如・多動症（ADHD）に対する薬物療法が，補助的な治療法として行われています．不注意・多動性・衝動性を改善する目的でアトモキセチン製剤や徐放性メチルフェニデート製剤が投与されますが，悪心・食欲不振，睡眠障害などの副作用を問題になる症例が少なくありません．

　発達障害に合併しやすい睡眠障害に対しては，ゾルピデム，ラメルテオン，スボレキサントなどが使用されることがありますが，眠気や頭痛，疲労感などの副作用が問題になる症例が少なくないようです．また，苛立ちや不安が強い場合には，アリピプラゾールが使用されることがあります．過活動性膀胱には，デスモプレシン，イミダフェナシンあるいはソリフェナジンが使用されることがあります．便秘には，ラクツロース，酸化マグネシウムあるいはピコスルファートが使用され，食欲不振や胃もたれにはファモチジン，ランソプラゾールなどが使用されます．

　漢方治療の場合，食欲不振にはしばしば六君子湯が使用されます．この方剤は，アトモキセチン製剤や徐放性メチルフェニデート製剤による副作

用としての食欲不振などの胃腸機能障害の改善にも効果的です．また，便秘に対しては大建中湯や大黄甘草湯あるいは小建中湯などが使用されますが，これらの方剤は精神的な安定をもたらすこともあります．不安が強い子ども，あるいは，疳が強い子どもの場合，甘麦大棗湯が効果的で，衝動性も抑制される症例が少なくありません．ただし，この方剤は多幸症を惹起することがあり，幸福感で夜間睡眠が妨げられる症例もあるので，注意が必要です．衝動性，苛立ちなどが特に目立つ場合は抑肝散，抑肝散加陳皮半夏が，神経質さや緊張が目立つ場合は柴胡桂枝湯が有効な症例もあります．しかし，他の方剤についての十分なエビデンスは見当たりません．体力の優劣，心理的な緊張の強さ，胃腸機能，胸脇苦満の有無などが方剤選択のキーポイントになると考えられます．

　なお，注意欠如・多動症で衝撃性が目立たず，不眠があり，不安が強い傾向があって言葉数が少なく食が細く，緊張の強い子には，甘麦大棗湯と帰脾湯を合方する（併用する）と有効なことが少なくありません．この合方は，今日の中国で行われている中医学でも処方されることがあります．ただし，それは心脾両虚と呼ばれる病態がある場合に限定されており，注意欠如・多動症の一部にのみ適応があるとされています．

## 19　重症心身障害児

　身体障害と知的障害が重複し，IQ35 以下，移動運動レベルが座位までの重度の障害がある児を重症心身障害児と定義し，その基礎疾患は脳性麻痺，先天性代謝異常症，低酸素性脳症，先天奇形，染色体異常，後天性中枢性疾患など多岐にわたります．

　重症心身障害児は医療依存度が高い日常生活を過ごしており，様々な合併症に対する薬物治療なども受けており，西洋薬だけでは対応できない様々な問題も起こり得ます．そのような場合の補完治療として，また，長期予後の改善のための予防的治療として漢方薬に対する期待を寄せる施設もあるようです．

　漢方薬は患者の証に合わせて選択するのが基本ですが，重症心身障害児の証は必ずしも一般小児や成人と同じであるとは限らず，個々の児がもつ

障害や病態の特徴を正しく理解し，児の状態を把握できることが漢方製剤を有効に活用するために必要です．

抗けいれん薬など様々な薬剤を処方されている患児も少なくなく，作用の穏やかな薬剤を使用したい，副作用を少なくしたいなど，家族のニーズに応えることや薬剤コストを低くすることも漢方製剤を活用する理由になると思われます．

ここでは，重症心身障害児によく使用されると思われる方剤について解説します．

大建中湯は，腹部の冷え，膨満，下痢による腹痛などを訴える中間証から虚証の人が対象となる方剤です．消化管粘膜の EC 細胞からサブスタンス P やセロトニンを放出させ，セロトニン受容体を介したアセチルコリン遊離促進作用によって平滑筋を収縮させることが知られています．また，消化管粘膜上皮細胞からのモチリン分泌を促進して消化管を収縮させる作用，バニロイド受容体を介した消化管運動亢進作用，カルシトニン遺伝子関連ペプチドの放出促進作用とアドレノメデュリン産生・遊離促進作用による腸管血流増加作用，胃腸粘膜に対する直接的刺激作用をもつことが確認されています．

これらの作用により，術後イレウス，術後便通異常などに外科領域で積極的に使用されており，障害児や高齢者の便秘やイレウスへの対策にも有用であり，比較的服用性も良いことも知られています．稀に肝機能障害が出現するので，定期的な検査は必要です．

一般に，小児の習慣性便秘の治療では，排便は学習により獲得されるものであることを強調した家族指導と，3 カ月以上の排便訓練を浣腸や内服薬を併用し，改善によりその併用を徐々に減らします．大建中湯は朝夕の分 2 投与で排便を促進する効果が認められ，浣腸回数の減少や治療期間の短縮に役立つことが知られています．

なお，便秘に対しては，麻子仁丸や潤腸湯，大黄甘草湯なども使用されます．

六君子湯は，食欲低下，消化管機能の低下，舌の白苔などを目標に，主に虚証を示す患者に対して処方される方剤です．めまい，手足の冷え，嘔気，胃もたれを訴える虚証傾向にある中間証の患者にも適応があるとされ

ます．下部食道のクリアランスの改善，胃排出能亢進作用，胃弛緩促進作用，胃内圧異常改善効果，上部食道収縮圧上昇作用，胃粘膜血流改善効果，胃粘膜潰瘍治癒促進効果が認められています．消化管粘膜細胞からのグレリン分泌促進による胃の運動亢進作用や胃酸分泌亢進作用があり，食欲低下に対する改善効果がある理由であると考えられています．

　注意欠如・多動症治療薬などの向精神薬による副作用である食欲不振に対しても六君子湯は重症心身障害児でも有効です．

　半夏厚朴湯は，不安，不眠，喉のつまり感などを目標に中間証から虚証を示す患者に対して処方される方剤です．気管支炎，気管支喘息，消化不良，不安神経症，強迫神経症，うつ状態，神経性胃炎のほか，上気道炎や浮腫などに使用されることもあります．胃酸分泌抑制作用，消化管運動促進作用，神経ペプチド作動神経刺激作用による咽喉頭異常感の改善作用，神経性食思不振症の改善効果，睡眠障害の改善効果，パーキンソン病患者における嚥下反射の改善，消化不良の改善効果が報告されています．唾液のサブスタンス P 様活性を有意に上昇させる効果と嚥下反射反応時間の短縮効果も報告されており，脳血管障害患者に対するランダム化比較試験により誤嚥性肺炎発症の相対リスクを減らしたとの報告もあります．誤嚥性肺炎の予防には，口腔ケアの励行とともに半夏厚朴湯の服用は効果が期待できるといわれています．

　抑肝散は，不安，興奮，入眠困難，熟眠障害，手足のふるえ，眼瞼痙攣などを目標に中間証から虚証を示す成人・高齢者患者および実証を示す若者や小児の患者に対して処方される方剤です．脳内興奮性神経伝達物質の一つであるグルタミン酸の放出抑制作用，グルタミン酸放出抑制トランスポーターの賦活作用があり，グルタミン酸の細胞間隙量を減少させることが実証されています．

　セロトニン受容体のパーシャルアゴニスト作用，ダウンレギュレーション作用によるセロトニン神経系の抑制作用を示す可能性も報告されており，認知症に伴う精神行動障害症状や衝動性の抑制に有効で，チックや抜毛症，摂食障害などにも有効性が確認されています．胃腸障害を伴うなど，より虚弱な患者に対しては抑肝散加陳皮半夏が使用されることが少なくありません．

また，柴胡加竜骨牡蠣湯は自閉スペクトラム症がある重症心身障害児の興奮やパニック障害，夜尿症，神経衰弱，夜驚症あるいはレム睡眠行動異常症にも有効です．

## 20 肥満・糖尿病

### • 肥満

肥満とは，身体の脂肪組織の過剰な増加が持続的に認められる状態をいい，体重が大きいという意味ではありません．白色脂肪細胞が肥大し，過剰に増加した場合が肥満であり，特に内臓脂肪型肥満は耐糖能異常・2型糖尿病，高血圧，高脂血症，動脈硬化などと密接な関係があり，2007年には「小児のメタボリックシンドロームの診断基準」が提唱されました．単純性肥満と症候性肥満があり，後者は基礎疾患の治療が最優先されます．

単純性肥満に対する治療の基本は，過剰ではない，むしろ，緩やかな制限を行う食事療法であり，子どもの成長を考えた50%以下に糖質制限した蛋白質を主体とするものでなくてはならず，過剰な糖質と脂質を避けることが望ましいと考えられます．摂取カロリーを年齢相当に制限するとともに，規則正しい生活習慣や運動習慣を身につけさせることが治療の基本であり，薬物療法は補助的なものと考えるべきです．

薬物治療に使用されるマジンドールは中枢性の食欲抑制剤ですが，依存性に注意が必要です．漢方治療では，防風通聖散（ぼうふうつうしょうさん）はガッチリ型の肥満に対して有効ですが，いわゆる水太りタイプの汗をよくかく肥満児では防己黄耆湯が第一選択薬です．胸脇苦満がある児では，大柴胡湯が処方されることもあります．瘀血が目立つ女児の肥満では，桂枝茯苓丸が有効な例があります．

### • 糖尿病

1型糖尿病は，内因性インスリン分泌低下と自己抗体による膵島の特異的な破壊，疾患感受性HLA遺伝子保有を特徴とする糖尿病です．治療は強化インスリン療法と適切な食事療法および運動療法です．残念ながら，

漢方治療の入る余地はないと考えられます.

　2 型糖尿病は, 血糖上昇に対するインスリン分泌反応の低下と肥満などによるインスリン抵抗性による糖尿病です. 小児の 2 型糖尿病治療の基本は, 食事・運動療法であり, これによっても HbA1c が 9.0 ％以上ある場合に経口糖尿病治療薬が使用され, それでも効果が不十分な場合にインスリン療法が行われます.

　2 型糖尿病に対する漢方療法は, 基本的には肥満に対する漢方療法が行われます. 糖尿病そのものを直接的に改善するわけではないので, 患児とその保護者に正しく理解してもらえるように丁寧な説明と患者教育を行うことが必要です.

　なお, 糖尿病性腎症が合併している場合, 八味地黄丸に桂枝茯苓湯を合方すると血清クレアチニン値が改善し腎症の進行を遅らせることができるというエビデンスもあります.

## 21　冷え症

　体が冷えることでいろいろな形で体調を崩しやすい, あるいは, 寒さに対して耐え難い辛さを感じやすい体質, 末梢血液循環が良くない状態になる体質を冷え性といいます. 冷え性を基礎として, 体が冷えることで発症する疾患を冷え症といいます. 冷え症とその基礎となる体質を合わせて, 冷え性という場合もあります.「冷え」という概念は, 西洋医学には末梢へ温かい血液が上手く循環していない状態であると解釈できるようです.

　日本の漢方医学では,「虚によって冷えることで, 気や水に悪影響が生じることで発病するが, 女性だけではなく男性でもあり得る」という考え方をしています.

　それに対して, 中国の中医学では「冷えは体表の病症ではなく, 体内の気と血と津液および五臓六腑の機能失調の現れである」と考えます. つまり, 漢方医学と中医学は, 冷えに対する考え方が正反対なのです. 両者に共通した冷えに対する考え方は,「冷えでは血液の循環が悪化する瘀血という病態がある」という部分だけです.

　このような漢方医学と中医学の考え方には対立する考え方が少なくあり

ません．つまり，両者を併用・共存させることは至難の業です．

　冷え性あるいは冷え症に対する効果的な西洋薬はないようです．循環を
よくする薬剤としては，抗血小板薬が代表的ですが，そのような薬剤を投
与しても冷え性や冷え症がよくなることはありません．

　漢方医学では，虚弱な子どもに虚による冷えが生じやすいと考えられて
います．そこで，虚弱な子どもを健康にする目的で処方される代表的な方
剤である小建中湯や補中益気湯がしばしば全身性の冷え性・冷え症の治療
に用いられます．

　冷えることで咳など呼吸器系の症状や疾患を生じる場合には麻黄附子細
辛湯が，下痢や腹痛など消化器系の症状や疾患を生じる場合には真武湯が
用いられることもあります．

　下半身がよく冷える場合は，苓姜朮甘湯（れいきょうじゅつかんとう）
あるいは六味丸が用いられ，冷えによる頭痛には桂枝人参湯や呉茱萸湯が
用いられます．なお，呉茱萸湯は漢方薬の中では最も苦い方剤の一つとさ
れ，内服が難しい子どももいます．

　なお，季節によって冷えることがある場合，冷えが強い時期にだけ加工
ブシ錠（アコニンサン錠®）や加工ブシ末を少量併用することで，いろいろ
な漢方薬の効果を高めることが高齢者同様に小児でもしばしば認められま
す．季節の変わり目などで冷えなどが原因で胃腸の調子が良くない場合に
は紅参末（こうじんまつ）を年齢に応じて 0.3 〜 3g/日を加えると様々な
漢方薬の効果が高まることも知られています．

## 22　小児悪性腫瘍

　白血病を含む悪性腫瘍の治療は，腫瘍細胞を完全に除去ないし死滅させ
ることです．それを実現できる漢方薬は実在しません．白血病は化学療法
と骨髄移植，固形腫瘍は外科手術，化学療法，放射線療法による西洋医学
的治療が行われます．

　これらの疾患に対する漢方治療は，西洋医学的治療によってダメージを
受けた組織とその環境を改善し，全身状態を良くすることで西洋医学によ
る治療効果を高めることであると考えられています．つまり，悪性腫瘍に

対する補助療法として，漢方治療は位置づけられていると考えることができます．

補中益気湯は，マクロファージの活性化やNK細胞活性を高めることが報告されており，抗腫瘍薬による骨髄抑制を軽減することで末梢血白血球数を維持しようとする効果があることがマウスによる実験で確かめられています．胃腸機能が著しく低下している場合は，補中益気湯の代わりに十全大補湯が処方されることが少なくありません．この方剤は，貧血を改善する作用があると考えられています．十全大補湯には，骨髄での血小板産生を促進する作用があることも報告されています．

抗腫瘍薬による上腹部の不快感，食欲不振など消化器系の副作用の軽減には，六君子湯が効果的であり，便秘傾向を認める場合には小建中湯がしばしば処方されます．腹部の冷えがあり下痢が続く場合には啓脾湯や人参湯が効果的な症例も少なくありません．

これらの方剤はすべて，気を補う「補気剤」に分類されています．

## 23　整形外科疾患・成長痛

小児科医が比較的よく遭遇することが多い整形外科疾患には，斜頸，側彎症，二分脊椎，先天性股関節脱臼，単純性股関節炎，ペルテス病，肘内障，打撲，骨折など様々な疾患や外傷があります．斜頸は，筋性斜頸，骨性斜頸，眼性斜頸などがあり，筋性斜頸の約9割は自然治癒するとされていますが，側彎症や二分脊椎同様に整形外科に紹介するのが一般的であると思われます．他の疾患も，基本的には手術や装具の使用，用手的整復術などの整形外科的治療が主体であり，漢方治療の入る余地は基本的にはありません．

ただし，鼻骨骨折や指など手術を必要としない軽症の骨折や打撲に対して，痛みや軟部組織を腫脹や疼痛を軽減する方法として，治打撲一方という方剤を処方すると著効することがあるのは事実です．また，俗に寝違い（あるいは，寝違え）と呼ばれる緊張性筋痛症や遠足や運動会などの後の筋痛には芍薬甘草湯が効果的です．また，年長児の上肢，肩あるいは頸部の筋痛には，これらの方剤と葛根湯を併用（合方）するとより効果的で

すが，脂肪太り・水太りタイプの子どもでは桂枝茯苓丸を併用する方が良いようです．なお，桂枝茯苓丸は，捻挫で痛みと腫脹が強い場合にも効果的で，芍薬甘草湯を頓服の鎮痛剤として1回1.5から2.5gを1日2～3回内服させることも有効です．これらの方剤と西洋薬の湿布薬や鎮痛剤を併用することもあります．なお，スポーツマンタイプの年長児で日焼けをしている子どもの場合は，足関節や膝関節の捻挫に越婢加朮湯が効果的です．単純性関節炎の場合，越婢加朮湯が腫脹や疼痛，熱感を軽減してくれることがあります．

　小児の器質的異常など疾患が認められない四肢の一過性の疼痛を「成長痛」と呼ぶことが少なくありません．ペルテス病，若年性関節リウマチ，白血病，骨端症，骨腫瘍などと鑑別することが大切です．鑑別方法として，体温，レントゲン検査，血液検査（血液像，赤沈，CRP，リウマチ関連など）の確認が必要です．疑わしい場合には，整形外科への紹介も積極的に行うべきです．西洋医学的には，子どもに保護者が目を向け，痛む部分をさすってあげるなどの指導をすることが中心で，"一種の甘えからくるもの"とする整形外科医も少なくなく，子どもなりのストレス反応だとして片付けてしまう例も少なくないようです．足が冷えているなど冷え性・冷え症が疑われる場合には桂枝加朮附湯，胃腸が弱い子，食が細い子には小建中湯や人参湯が効果的です．また，神経質な子や不定愁訴が他にもある場合には柴胡桂枝湯が効果的なことがあります．子ども自身が神経質には見えない場合でも母親に神経過敏な傾向があると感じた場合には，初期から柴胡桂枝湯を処方することも考えて良いと思われます．

## 24　急性肝炎・慢性肝炎

　急性ウイルス性肝炎は肝臓に感染して増殖する肝炎ウイルスが原因であり，A・B・C・D・E型の5種類の肝炎ウイルスの存在が知られています．基本的には免疫機能の働きによってこれらのウイルスは排除され，C型肝炎を除けば，自然治癒します．しかし，急性ウイルス性肝炎の約1～2％は劇症化し，劇症化すると死亡率が高くなり，肝臓移植による治療が必要になります．小児期では，肝炎ウイルスのほか，サイトメガロウ

イルスや EB ウイルス，ヒトヘルペスウイルス-6，ロタウイルスなど様々なウイルスによって生じる肝炎の存在が知られていますが，どれも自然治癒します.

治療は，まず原因を検討することが基本です. 薬剤性肝炎，代謝性肝炎，自己免疫性肝炎などを除外し，原因ウイルスを検索します. 小児のC型肝炎では 60 ～ 80 ％が C 型肝炎ウイスルのキャリアになるとされ，肝硬変から肝癌となることが知られています. B 型肝炎も約 10 ％が慢性化し，肝硬変から肝癌になることが知られています.

また，3 歳以下の B 型肝炎ウイルスに感染すると，急性肝炎の治療後に数年を経過してから劇症肝炎を発症する "*de novo* hepatitis" と呼ばれる症例があります.

黄疸のある症例は全例を入院加療とし，安静を維持させます. PT と血清ビルルビン値を測定し，その値が正常化すれば安静度を軽減します. 食事療法は，初期は蛋白制限に加えて各種ビタミンを豊富に摂取できる食事を摂らせます. 乳児では MCT ミルクを与えます. 黄疸が軽快すれば，安静度の軽減とともに通常の小児食や乳児食に変更します.

薬物療法は，グリチルリチン製剤 (強力ネオミノファーゲンシー®) の静脈注射やウルソデオキシコール酸製剤 (ウルソ®) の内服を行います.

なお，慢性 C 型肝炎に対しては，ペグインターフェロンとリバビリンの併用療法も行われ，成人よりも小児の方が治療効果は良い傾向があるといわれています. 慢性 B 型肝炎は小児期でも肝癌を発症することがあり，インターフェロン療法が行われます.

漢方治療では，大柴胡湯や茵蔯蒿湯などが処方されることがあります. 通常，茵蔯蒿湯を発症から間もない時期に開始し，効果がない場合は体力のある子どもには大柴胡湯に変更し，体力がやや落ちる場合には小柴胡湯に変更します. 体力の消耗が考えられる場合には，柴胡桂枝乾姜に変更します. 慢性肝炎などでインターフェロンを使用する場合は，間質性肺炎を生じる可能性があるため，小柴胡湯の併用は禁忌です. 慢性肝炎に対する漢方療法は小柴胡湯から開始されますが，ほかの方剤の効果については明確なエビデンスは今のところはないようです.

なお，茵蔯蒿湯は原発性胆汁性肝硬変における炎症抑制効果や胆道閉鎖

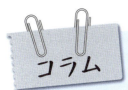

## コラム 中国での利巴韦林（リバビリン）の使われ方

日本では，慢性C型肝炎に対する治療薬としてリバビリンの内服が行われることはありますが，他の疾患でリバビリンを使うことは基本的にないと思われます．しかし，中国では，抗ウイルス薬としてリバビリンは注射製剤も頻用されており，風疹，麻疹，流行性耳下腺炎，ウイルス性心筋炎，ウイルス性肺炎，RSウイルスによる急性細気管支炎などにも処方される汎用抗ウイルス薬として使用されています．

もちろん，水痘などヘルペスウイルス属による感染症やインフルエンザやヒト免疫不全ウイルス（HIV）には，それぞれ日本と同じ抗ウイルス薬が使用されます．

症の術後における黄疸の軽減効果や肝機能改善効果が優れた利胆剤としての有用性が報告されています．

## 25　外科疾患

### • 肛門周囲膿瘍

肛門周囲膿瘍は，肛門陰窩に開口する肛門腺の細菌感染によって膿瘍が形成される比較的日常的にみられる疾患です．皮膚の発赤，腫脹，圧痛によって診断されます．新生児期から乳児期に多く，女児よりも圧倒的に男児に多いといわれています．肛門周囲の3時と9時の方向に膿瘍が形成される症例が多く，約30％が同時多発または異時多発が認められます．基本的には，圧迫による排膿療法により保存的に治療可能で，切開や抗菌薬の投与が不要です．ただし，局所に明らかな波動を認める場合は，小切開による排膿が行われることもあります．

今日では外科でも漢方療法の有効性が認められており，排膿散及湯（はいのうさんきゅうとう）や十全大補湯が処方されることが増えているようです．

2歳を過ぎても瘻管が残存して再発を繰り返す場合は，瘻管に対する切開術または切除術を行います．また，乳児痔瘻にも十全大補湯が有効であるという臨床的エビデンスも知られており，よく使用されています．さらに，習慣性便秘を原因とすることが多い小児の肛門裂傷に漢方製剤である紫雲膏 (しうんこう) が効果的であることも報告されています．

これらの疾患のすべての症例で，整腸剤やプロバイオティクスを投与して便性を整えると同時に，保護者に対して，肛門周囲の清潔維持の必要性を丁寧に説明する必要があります．

なお，排膿散及湯は歯肉炎や歯槽膿漏にも処方されることがあります．

## • 機能性胃腸障害 (functional dyspepsia: FD)

器質的疾患がないことが明らかになっているにもかかわらず，悪心，胸焼け，心窩部痛あるいは胃部不快感などの上腹部消化器症状が持続的に認められる状態を総称して FD と呼びます．成人に限らず小児でもこのような情況が認められることは少なくなく，成長障害の誘因になることがあることも知られています．また，消化器手術後の遠隔期における小児の器質的疾患が除外された上腹部不定愁訴も術後の FD の一種として考えられています．FD に対する有効性に関するエビデンスがある方剤が六君子湯です．

六君子湯は，ファモチジンとの併用により，小児の胃食道逆流を改善することが証明されており，単独でも改善できる可能性を示唆する臨床報告もあります．

## • 術後イレウス

術後の腸管運動障害による単純性イレウス・麻痺性イレウスは，腸管の血流障害や自律神経障害など様々な因子が関与すると考えられています．保存的にイレウス管の挿入による腸管内の減圧と腸管蠕動運動改善薬を投与する治療が一般的であると思われますが，現在では有効性に関するエビデンスが多数ある治療薬として，大建中湯が処方される症例が増えているようです．アメリカ FDA が同国での大建中湯の臨床試験を許可し，近い将来にはアメリカ国内で発売されることがほぼ間違いないようです．

小児外科領域では，術後の癒着性イレウスや術後早期の蠕動不全症例に対する大建中湯の有効性も認められています．また，直腸肛門奇形の術後における排便障害の改善例や慢性的な便秘の改善例も報告されています．

　イレウスに対する大建中湯の改善効果は，腸管血流の改善が主な機序であると考えられています．イレウス再発予防として，イレウス管を使用して腸管に微温湯で溶かした大建中湯を直接投与する方法もしばしば行われています．

## 26　思春期の生理痛・婦人科疾患

### • 月経痛と月経困難症

　月経に随伴する生理的な下腹部痛や腰痛を月経痛といい，月経に随伴する病的症状が認められる場合を月経困難症といいます．月経困難症に伴う病的症状は，激しい月経痛，頭痛，嘔気，下痢，イライラなど多様なものがあり，QOL の低下を招きます．

　子宮内膜症や子宮筋腫などの疾患が関与しない機能性月経痛は，月経周期が関係しており，分泌期の子宮内膜から産生されるプロスタグランジンによる子宮筋の収縮が原因と考えられており，ロキソプロフェンやインドメタシンなどの鎮痛剤が投与されます．漢方療法の鎮痛剤としては，安中散や芍薬甘草湯の頓用が有効であることが知られています．

　漢方医学では，冷え症は特に女性に様々な症状を引き起こすものと考えられており，冷えを改善させて血行がよくなると月経不順や月経痛，更年期障害などの改善に繋がるとされています．手足など末梢循環の低下，つまり，瘀血が冷えに関与していると考えられています．したがって，漢方治療では，月経痛や月経困難症，あるいは冷え症に対して，瘀血を改善する方剤が基本的な治療薬として処方されます．

　つまり，平素は元気な中学生や高校生の月経痛には，桂枝茯苓丸が第一選択薬であり，虚弱傾向があり自覚的な冷え症や四肢末端の浮腫，肩こりなどがある場合には，冷え症の第一選択薬である当帰芍薬散が処方されます．ただし，当帰芍薬散は胃腸が弱い患者に対しては不向きであるとされていますから，温経湯（うんけいとう）に変更する方が良いかも知れませ

ん．胃腸の機能低下が著しい場合には，十全大補湯を処方することもあります．

また，イライラが目立つ月経痛の場合，血の道症として加味逍遥散を処方すると有効な例があり，特に痩せ型で神経質な傾向がある中学生や高校生に有効です．

月経困難症は，分泌期に過剰産生されたプロスタグランジンとその代謝産物が月経時に循環血液中に大量に流入することで嘔気，嘔吐，下痢，頭痛，イライラなどの症状が出現することによって発症すると考えられています．子宮に器質的な疾患があると痛みが激しい月経痛も月経困難症も悪化することから，まず超音波検査や MRI などによって器質的疾患の有無を精査する必要があります．

器質的疾患が除外でき，機能性月経痛や機能性月経困難症であると診断され，鎮痛剤で疼痛コントロールが困難である場合や学業に支障をきたす場合には，機能性月経困難症として経口避妊薬と同じ成分を含む低用量エストロゲン・プロゲステロン製剤（LEP 製剤）を処方するのが西洋医学的治療として普及しています．LEP 製剤で改善が認められない場合，消化器疾患や泌尿器疾患および骨盤内炎症などの精査が必要であるとされています．

なお，月経困難症に対する漢方治療には，顔色が悪く冷え症はあるが胃腸は丈夫な場合には当帰芍薬散，体格が中等度以上で普段は元気な女性の場合には桂枝茯苓丸，月経前にのみ激しい腹痛がある場合は桃核承気湯，虚弱体質で月経期間中に痛みが持続する，あるいは月経終了前に痛みが増悪する場合は当帰建中湯が良いといわれています．また，月経不順や不定愁訴あるいはイライラが目立つ肥満傾向のない女性では加味逍遥散が有効で，ホルモンのバランスを整える効果があるといわれています．

## 27 泌尿器科疾患

夜尿症は小児科でも泌尿器科でも扱われ，小児心身医学の分野でも扱われているので本書では独立させて記載をしていますので，ここではそれ以外の小児にみられる泌尿器科疾患について解説します．

## • 膀胱炎や腎盂腎炎などの尿路感染症

尿路感染症には急性・慢性の区別のほか，細菌性と非細菌性という病因による分類もあり，基礎疾患のない単純性と基礎疾患がある複雑性に分類する方法もあります．

小児では急性細菌性膀胱炎が最も多く，膀胱尿管逆流や水腎症，神経因性膀胱，重複尿管など尿路に先天的な異常があって起きる複雑性膀胱炎や脳性麻痺などに伴って生じる複雑性膀胱炎もあり，複雑性膀胱炎はしばしば反復したり，慢性化したりすることがあります．また，尿意切迫感や尿失禁を伴う機能障害性排尿や便秘も膀胱炎などの尿路感染症の原因になります．一般的には，高熱が出るのが腎盂腎炎である場合が多いようです．

小児では薬剤性膀胱炎やウイルス性出血性膀胱炎がみられることがありますが，放射線性膀胱炎や抗がん剤による薬剤性膀胱炎や出血性膀胱炎にも注意が必要です．

細菌性尿路感染症の治療は抗菌薬の投与です．細菌性膀胱炎で高度の肉眼的血尿をきたすことは極めて稀だとされています．普段は元気な小児が突然の新鮮な肉眼的血尿を伴う膀胱炎を発症すれば，ウイルス性出血性膀胱炎と診断してよいと記載されている泌尿器科の教科書もあり，治療は十分な水分摂取のみでよく，多くの場合は予後良好で 1 ～ 2 週間で自然に軽快するとされています．ただし，疼痛あるいは頻尿や残尿感，血塊の排泄などがある場合はトラネキサム酸（トランサミン®）などの止血剤や鎮痛剤，鎮静剤を投与します．

漢方薬は成人と小児で使い方は同じです．猪苓湯（ちょれいとう），五淋散（ごりんさん），竜胆瀉肝湯（りゅうたんしゃかんとう）の順に血尿を改善させる効果が強いことが知られています．排尿痛など排尿障害が強い場合には竜胆瀉肝湯がもっとも有効ですが，実証タイプで手足が温かい人に向いている方剤だといわれています．五淋散は中間証で手足が温かい人向きです．虚証の人では手足が暖かい人には六味丸，手足が温かくない人には八味地黄丸が処方されます．

これらの漢方薬は，ウイルス性出血性膀胱炎のほか，慢性的な尿路感染症や再発を繰り返す複雑性尿路感染症あるいは抗生剤の効果が得られない細菌性尿路感染症に対しても処方されます．なお，猪苓湯は細菌性尿路感

染症であっても，頻尿や残尿感，下腹部不快感や排尿時痛を訴える場合には，血尿がなくても処方されることが少なくなく，しかも証にこだわることなく処方できるとされており，抗生剤と併用することもあります．

### • 陰嚢水腫 (精巣水腫・精索水腫)

陰嚢内に水腫ができるものを陰嚢水腫といい，精巣の周囲に水分が貯留した精巣水腫と精索の周囲に水分が貯留した精索水腫に分類されますが，陰嚢全体に水腫が及ぶこともあり，小児では乳児に多く，片側性も両側性もあります．

年齢が小さいほど自然治癒することが多く，乳児の約 90 ％，幼児の約 60 ％，学童の約 30 ％が自然治癒します．経過観察中に自然治癒が見込めないと判断された症例は，手術が行われます．学童期では小さい水腫以外は原則的に手術が行われるようです．

漢方薬としては，防已黄耆湯（ぼういおうぎとう）が使用されることがあります．この方剤に使われている朮は，日本では蒼朮であることが多く，白朮が使用されている製剤は入手が困難です．白朮は利水効果がより強く，味も辛味が少なく飲みやすいので白朮を含む五苓散と防已黄耆湯を合方するとより効果が期待できると言われています．

防已黄耆湯は，蛋白質と糖がメイラード反応によって結合してできる糖化産物である AGEs と呼ばれる物質を減少させる効果があることが薬理学的に確認されており，糖尿病における腎機能低下を抑制し，血清クレアチニン低下効果を示すことが示されており，糖尿病がある中高年者の膝関節痛にも効果的です．

## 28　眼科疾患

眼科疾患で漢方薬の効果があると認められているのは，すでに解説したようにアレルギー性結膜炎です．小青竜湯や越婢加朮湯がその代表的な方剤であり，春季カタルやアレルギー性結膜炎以外の急性結膜炎にも効果が認められています．これらの疾患に対する方剤の選び方は証を気にせずに症状を目標に急性期に処方が可能であることが便利だと思います．

これらの眼科疾患の症状が軽快すると，これらの方剤のかわりに証を考えた方剤を処方することになり，そこが難しくなるようです．体力のない患者では補中益気湯がよく処方されるようですが，明確なエビデンスはありません．眼に浮腫傾向が残る場合には五苓散が処方されます．充血が残る時は桂枝茯苓丸や当帰芍薬散が処方されることが多いようです．
　漢方薬による全身状態の改善が眼科疾患の改善や予防あるいは進行の遅延に有用であると考えられています．

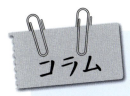

## 小児救急における漢方治療と医師としての心得

　本文でも多少触れていますが，小児救急で使える方剤について要点を書いておきます．
　小児の急性発熱疾患には，麻黄湯が第一選択として使われますが，病初期の1日か2日しか適応がないことが普通で，診察時や来院前に発汗があれば効果は期待できません．そんな場合や3〜4日分の処方をしたい場合，小児の発熱には柴胡桂枝湯が便利で，急性期の初期から後期まで使えます．もちろん，どちらの方剤も脳炎，髄膜炎，敗血症あるいは心内膜炎などの重篤な疾患を否定した上で処方すべきです．また，柴胡桂枝湯は，病後のすっきりしない体調を整える処方としても使えます．
　感染性胃腸炎や乗り物酔いによる嘔吐，急な下痢に対して対症療法として五苓散の注腸や内服による投与が有用です．炎症症状が強い場合には，柴苓湯も同様の方法による投与で有効性を発揮します．五苓散には桂皮が含まれており，感冒性胃腸炎で発熱がある場合にも対応可能ですが，小柴胡湯と五苓散の合方である柴苓湯の方が，より有効性が高いと考えられます．芍薬甘草湯も注腸と内服のいずれの投与方法でも急な腹痛や筋肉痛に有効です．ただし，これらの方剤は腹膜炎やイレウスなどには効果はあまりなく，きちんとした鑑別診断が必要です．
　なお，胃腸疾患のあとですっきりしないことを理由に救急外来を受診してくるケースもときにはありますが，そのような子どもには小建中湯が有

効なことがしばしばあります．しかし，プラセボ感覚で全例に処方してはいけません．

　小児は成人よりも暗示にかかりやすく，その分だけプラセボ効果が出やすいのは臨床心理学的に考えても納得はできます．しかし，いかなる有名な大家の名医であっても，「子どもはプラセボ効果がよく出るから，必ず治る，絶対によくなると子どもに言って漢方薬を処方する」などということは，してはいけません．

　そのようなことをすると，成長の過程において子ども達は医師を信頼しなくなる可能性があります．なぜなら，成長とともに子ども達は医師のプラセボ効果を期待していた心理に気づき，その期待する考え方を「嘘・まやかし」だと感じる純粋さを重視する思春期を迎えるからです．また，医療において「絶対」や「必ず」ということはありません．

　しかし，ここにもっと大きな落とし穴があります．実は，プラセボ効果があるのは，子どもではありません．むしろ，処方する医師や養育者が気づかないうちに，言い換えれば，心理的エラーによる誤った認知に基づいて，プラセボ効果にかかっている可能性を指摘するベテラン小児科医がいます．

　つまり，西洋薬か漢方薬かには関係なく，効果があると信じて処方しているつもりになったり，子どもにはおとなよりもプラセボ効果があると思って処方したりすることも，その背景に処方する医師自身がプラセボ効果に陥っている場合があります．この情況は，エビデンスのない処方を繰り返す原因になります．

　おとなと違って，子ども，特に乳幼児は先入観をもちません．したがって，プラセボ効果はあり得ません．プラセボ効果は，発熱で抗菌薬を飲ませたから，咳が出たので咳止めやホクナリンテープを貼ったから，病気が治ったのだと思い込む保護者による思い込みが子どもの心理に反映しているに過ぎません．本当は，偶然に改善しただけでも，保護者は処方してくれた医師に感謝や信頼を示し，それに気を良くする経験を重ねた医師は，処方を続け，いつの間にか真実を見失うのです．年長児も保護者，特に母親の顔色から空気を読んで，母親が受けたプラセボ効果の心理的影響を受けてしまうものです．

　たとえ漢方薬であっても，西洋薬と同様に，効果がないもの，処方すべきではないもの，処方の必要性がないものを処方してはなりません．サイエンス漢方，モダン漢方，ヌーベル漢方，中医学的漢方エキス製剤の運用など，その名称には関係なく，西洋の風邪薬と同様に，無駄なものは無駄です．

子どもに対する医療行為は，その子どもと家族の将来のために役立つものでなくてはなりません．無駄な処方や検査は，子どもとその家族に余計な不安や負担を与えることはあっても，本当の役には立ちません．

　子どもの心と体の健康を診る医師は，子ども達が成長過程においてまやかしであると考えたり，感じたりする可能性がある言動を慎まなくてはなりません．そして，自然に治る病気に対して，子どもの将来に健康問題を生じる可能性のある余計な治療や介入はすべきではありません．

　小児科医ではなくても，子どもとその保護者に向き合う時には，できるだけ真っ直ぐに向き合うべきなのです．

第4章　主な小児疾患に対する漢方処方

## ●参考文献

1) 橋本　浩. 早わかり科学史. 2004 年. 日本実業出版社.
（韓国と台湾で翻訳本がロングセラーとなった"東洋医学や西洋医学を含む自然科学の主要な歴史事項についてコンパクトにまとめた歴史読み物"）

2) 日本小児東洋医学会. 小児漢方治療の手引 第 2 版. 2015 年. 日本小児医事出版社.
（漢方の初心にもわかりやすく解説した小児漢方の入門書）

3) 山口英明. 小児科漢方基本処方. 2012 年. ライフ・サイエンス.
（非売品として制作された一般小児科医向けの入門書的なマニュアル）

4) 西村　甲. 臨床漢方小児科学. 2016 年. 南山堂.
（和中折衷的な小児理論漢方治療指針の本）

5) 耳鼻咽喉科・頭頸部外科. 第 87 巻 第 13 号. 2015 年. 医学書院.
（耳鼻科領域の実地臨床で漢方薬を使いこなすための特集号）

6) 山田陽城, ほか, 編. 薬学生のための漢方医薬学. 改訂第 2 版. 2012 年. 南江堂.
（薬学生だけでなく, 医師や薬剤師にも必要な漢方の知識がまとめられている）

7) 松田邦夫, ほか. 臨床医のための漢方（基礎編）. 1987 年. カレントテラピー.
（西洋医学的な視点を考慮した臨床医のための漢方医学の実践的入門書）

8) 秋葉哲生・中村常太郎. 警鐘！漢方保険診療. 2010 年. 草源社.
（漢方の保険審査の実例を公開し, 漢方を使う医師の心構えを説く名著）

9) 牧野利明. いまさら聞けない　生薬・漢方薬. 2015 年. 医薬経済社.
（生薬や漢方薬に関する超基本や裏話など四方山話で楽しめる）

10) 後山尚久. 実践　漢方医学　証をひもとく. 2016 年. 洋學社.
（漢方医学で重視される証について, わかりやすい解説を試みている入門書）

11) 新見正則. 本当に明日から使える漢方薬 7 時間速習コース. 2010 年. 新興医学出版社.
（漢方治療に必要な基本知識をざっくり紹介している）

12) 日本生薬学会. 現代医療における漢方薬 改訂第 2 版. 2016 年. 南江堂.
（薬学部学生向けに, 漢方薬の副作用や臨床現場における漢方薬の新しい使われたも視野に入れた実践的な知識も加味した優れた教科書）

13) 永田郁夫. シーン別　わかる！　漢方 Q&A. 2016 年. 南山堂.
   (ベテラン薬剤師による解りやすい理論漢方書)

14) 大塚敬節. 新装版 漢方医学. 2001 年. 創元社.
   (日本の漢方医学復興に大きな功績を残した名医による漢方医学の入門書)

15) 李偉偉, ほか. 儿科中西结合医学手册. 2015 年. 化学工业出版社.
   (小児科領域における中医学と西洋医学の統合診療のための実践的なマニュアル)

16) 喜多敏明. 好きになる漢方医学. 2013 年. 講談社サイエンティフィック.
   (医療系学生や漢方に関心のある大学生を対象にした漢方医学の入門書だが, 中医学の理論と漢方医学の理論が混在している部分が含まれる傾向がある)

17) 鶴田光敏. 増補改訂版　山本巌の漢方療法. 2012 年. メディカルユニコーン.
   (漢方の名医・山本巖の漢方療法の実践的で有用な秘伝書)

18) 飯塚　晃, ほか. 基礎からわかる　漢方の服薬指導. 2015 年. ナツメ社.
   (薬剤師向きだが, 実用的で医師にも有用な基本が解説されている)

19) 新見正則, ほか. フローチャートこども漢方薬—びっくり・おいしい飲ませ方—. 2017 年. 新興医学出版社.
   (飲ませ方を含めて目新しい記載はないものの, 子ども漢方に特化したフローチャートは初心者の手がかりになると思われる)

20) 島田　豊. 現代 和漢診療学. 2014 年. ブイツーソリューション.
   (医学生・薬学生から医師・薬剤師にも活用できる漢方薬のコンパクトな教科書)

21) 井齊偉矢. 西洋医学が解明した「痛み」が治せる漢方. 2016 年. 集英社.
   (一般向けの図書ではあるが, 漢方医学の最新情報が解りやすく示されている)

22) 日本小児呼吸器学会. 小児の咳嗽診療ガイドライン. 2014 年. 診断と治療社.
   (咳嗽そのもの, 様々な原因による咳嗽の疫学と鑑別診断, 治療および咳嗽の原因となる様々な小児疾患について解説されている)

23) 小野孝彦, 編. 使ってみよう漢方薬　急性期・入院・外来診療で使える定番処方とエビデンス. 2015 年. 文光堂.
   (漢方薬の科学的な作用機序が紹介されている伝大医学に漢方を活用

するためのエビデンス集として有用な本)

24) Allan GM, et al. Prevention and treatment of the common cold: making sense of the evidence. CMAJ 186 (3): 190-199, 2014.
（寝る前の蜂蜜 1 回投与が咳を軽減し小児の安眠につながることを実証した）

25) Oduowole O, et al. Honey for acute cough in children. Cochrane database Systematic Rev. 2014; 12: CD007094.
（子どもにおける急性咳嗽を抑制する効果が蜂蜜にあることを示す解析）

26) Raeessi MA, et al. Honey plus coffee versus systemic steroid in the treatment of persistent post-infectious cough: a randomised controlled trial. Prim Care Respir J. 2013; 22 (3): 325-30.
（感染後遷延性咳嗽にステロイドよりも蜂蜜とコーヒーを混ぜたものが効く）

27) Department of Child and Adolescent Health. Cough and cold remedies for the treatment of acute respiratory infection in young children. WHO reference number: WHO/FCH/CAH/01.02.
（WHO の幼小児の急性呼吸器感染症治療として蜂蜜や生理食塩水等の推奨文書）

28) 水口 雅, ほか. 今日の小児治療指針 第 16 版. 2015 年. 医学書院.
（わが国における最も標準的な小児治療指針の参考書の一つ）

29) 五十嵐隆. 小児科診療ガイドライン―最新の治療指針―第 3 版. 2016 年. 総合医学社.
（エビデンスレベルが高い論文に基づいて書かれた子どもの総合医のための指南書）

30) 安次嶺馨, ほか. 小児科レジデントマニュアル 第 3 版. 2015 年. 医学書院.
（小児科医としての基本知識が簡潔にまとめられた実践的な良書）

31) 笠井正志, ほか. HAPPY! こどものみかた 2 版. 2016 年. 日本医事新報社.
（小児科医としての診断プロセスが身に付く実践的参考書）

32) 小児科診療. 2010 年 3 月号 小児の漢方療法―エキス剤を使いこなそう.
（西洋医学的な部分も古めかしさを感じる記載もあるが, 小児漢方治

療のエビデンスについては刊行当時の最新情報だった内容もコンパクトに解説されてあり有用な雑誌)

33) Derma. 2013 年 11 月号 No.211. 全日本病院出版会.
（皮膚科領域における漢方薬の使い方の実践的で有用な解説の特集）

34) 日本夜尿学会. 夜尿症診療ガイドライン 2016. 2016 年. 診断と治療社.
（学会による診療ガイドラインの最新改訂版）

35) 北村　順. 循環器医が知っておくべき漢方薬. 2013 年. 文光堂.
（循環器内科専門医を対象とした、漢方薬秘伝の書）

34) 吉田政巳. 柴胡桂枝湯─熱性疾患に対する効果─ 外来小児科. 15 (3)；2012 年.
（小児プライマリケアにおける柴胡桂枝湯の有用性についての総説）

35) 黒木春郎. プライマリケアで診る発達障害. 2016 年. 中外医学社.
（わかりやすく実践的な発達障害の診方が理解できる好著で漢方にも触れている）

36) 杉山登志郎. 発達障害の薬物療法. 2015 年. 岩崎学術出版社.
（著明な児童精神科医により心をくだいて書かれた薬物療法の参考書）

37) 織部和宏. 各科領域から見た「冷え」と漢方治療. 2013 年. たにぐち書店.
（内科、小児科、皮膚科、産婦人科、ペインクリニック、整形外科など各分野の専門家による冷え性・冷え症に対する漢方治療の実用的な解説集）

38) 北村　順. 続循環器医が知っておくべき漢方薬. 2017 年. 文光堂.
（循環器内科専門医を対象とした、循環器疾患に限定しない漢方薬秘伝の書）

39) 寺島和光. 小児科医のための小児泌尿器疾患マニュアル 改訂第 3 版. 2015 年. 診断と治療社.
（コンパクトで有用性の高い泌尿器疾患の解説書）

40) 菅谷公男, ほか. 泌尿器疾患に効く漢方. 2016 年. 洋学社.
（西洋医学と漢方医学のハイブリッド泌尿器科診療指南書）

41) 山本昇吾. 漢方眼科診療 35 年. 2017 年. メディカルユーコン.
（様々な眼科疾患に対する漢方治療が詳細に記されている稀少な本）

# 索　引

## あ行

| | |
|---|---|
| アクアポリン | 52, 65 |
| アクアポリン5 | 94 |
| アセトン血性嘔吐症 | 65, 79 |
| アトピー性皮膚炎 | 70, 73, 116 |
| アレルギー性鼻炎 | 72, 97 |
| 安中散 | 50, 149 |
| 胃炎 | 68 |
| 医界之鉄堆 | 2 |
| 胃潰瘍 | 81 |
| 医師患者関係 | 27 |
| 医心方 | 2 |
| 胃腸炎 | 81 |
| 茵蔯蒿湯 | 114, 146 |
| 茵蔯五苓散 | 114 |
| インフルエンザ | 10, 54, 68, |
| | 71, 83, 84, 91 |
| 陰陽 | 31 |
| ウイルス性胃腸炎 | 103 |
| うつ状態 | 60 |
| 温経湯 | 149 |
| 温清飲 | 51 |
| エキス製剤 | 5 |
| 越婢加朮湯 | 53, 98, 114, 123 |
| 黄耆建中湯 | 71, 109 |
| 黄連解毒湯 | 52 |
| 大塚敬節 | 2 |
| 大塚の臍痛点 | 46 |
| 瘀血 | 39 |

## か行

| | |
|---|---|
| 潰瘍性大腸炎 | 75 |

| | |
|---|---|
| 過換気症候群 | 130 |
| 加工ブシ錠 | 143 |
| 梶原性全 | 2 |
| 片倉鶴陵 | 2 |
| 葛根湯 | 144 |
| 葛根湯加川芎辛夷 | 120 |
| 葛根湯の証 | 46 |
| 化膿性皮膚疾患 | 75 |
| 化膿性扁桃炎 | 57 |
| 過敏性胃腸症 | 14 |
| 過敏性腸症候群 | 59, 60, 75 |
| 遐齢小児方 | 2 |
| 韓医学 | 3 |
| 間質性肺炎 | 72 |
| 寒熱 | 33 |
| 甘麦大棗湯 | 128, 129, 133, 138 |
| 感冒 | 83, 84 |
| 感冒性胃腸症 | 13, 65 |
| 気 | 38 |
| 気うつ | 38 |
| 気管支炎 | 85 |
| 気管支喘息 | 72, 85, 110 |
| 気逆 | 38 |
| 気虚 | 7, 38 |
| 桔梗湯 | 57 |
| 気血水 | 38 |
| 機能性ディスペプシア | 87, 109 |
| 帰脾湯 | 138 |
| 急性胃腸炎 | 12, 65 |
| 急性咽頭炎 | 57 |
| 急性気管支炎 | 84 |
| 急性鼻炎 | 72 |
| 急性膝関節炎 | 52 |

| | |
|---|---|
| 胸脇苦満 | 8, 45 |
| 虚実 | 31, 32 |
| 虚弱者 | 84 |
| 虚弱体質 | 70 |
| 虚証 | 7 |
| 起立性調節障害 | 15, 88, 125 |
| 起立性低血圧 | 82 |
| 銀翹散 | 77 |
| 銀翹散エキス顆粒 A クラシエ | 78 |
| 金匱要略 | 4 |
| 金銀花 | 6 |
| 金銀花露 | 77 |
| 筋緊張性頭痛 | 64 |
| 筋性斜頸 | 144 |
| クローン病 | 75 |
| 経口補液療法 | 124 |
| 桂枝加芍薬湯 | 58, 108 |
| 桂枝加竜骨牡蠣湯 | 120 |
| 桂枝湯 | 58 |
| 桂枝人参湯 | 143 |
| 桂枝茯苓丸 | 149, 150 |
| 桂茯苓丸 | 153 |
| 桂枝茯苓丸加薏苡仁 | 114 |
| 啓脾湯 | 144 |
| 血 | 39 |
| 血虚 | 39 |
| 月経困難症 | 55 |
| 月経不順 | 55 |
| 血流促進作用 | 17 |
| 建中湯証 | 46 |
| 抗アレルギー作用 | 13 |
| 抗アレルギー性炎症薬 | 98 |
| 皇漢医学 | 2 |
| 高血圧症 | 66 |
| 紅参末 | 143 |
| 皇帝内経 | 4 |
| 更年期障害 | 60 |
| 抗不安作用 | 17 |

| | |
|---|---|
| 肛門周囲膿瘍 | 11 |
| 高齢者 | 58, 84 |
| 呉茱萸湯 | 143 |
| こむら返り | 68 |
| 五淋散 | 151 |
| 五苓散 | 105, 123, 124, 152 |

## さ行

| | |
|---|---|
| 柴胡加竜骨牡蠣湯 | 125, 127, 130, 133, 134, 141 |
| 柴胡桂枝乾姜 | 146 |
| 柴胡桂枝乾姜湯 | 127 |
| 柴胡桂枝湯 | 98, 109, 120, 126, 129, 130, 131, 133, 136, 138 |
| 柴胡桂枝湯合芍薬甘草湯 | 134 |
| 臍上悸 | 46 |
| 柴朴湯 | 112 |
| 柴苓湯 | 66, 105, 121 |
| 実証 | 7 |
| 湿疹 | 73, 75 |
| シナモン | 61 |
| 四物湯 | 52 |
| 炙甘草湯 | 127 |
| 芍薬甘草湯 | 144, 149 |
| 重症心身障害児 | 138 |
| 十全大補湯 | 147 |
| 十味敗毒湯 | 114 |
| 出血性膀胱炎 | 106 |
| 術後イレウス | 14 |
| 証 | 30 |
| 消化機能改善作用 | 17 |
| 傷寒論 | 4, 10 |
| 上気道炎 | 10 |
| 小建中湯 | 76, 108, 109, 138, 144 |
| 小柴胡湯 | 146 |
| 小柴胡湯加桔梗石膏 | 101 |
| 小柴胡湯合桂枝加芍薬湯 | 134 |
| 情緒安定作用 | 17 |

| | | | |
|---|---|---|---|
| 小青竜湯 | 97, 113 | | |
| 小児 IgA 腎症 | 66 | | |
| 小児虚弱体質 | 88 | | |
| 小児喘息 | 70, 85 | | |
| 小児薬証直決 | 1 | | |
| 小児薬用量 | 19 | | |
| 小品方 | 1 | | |
| 小腹 | 46 | | |
| 小腹硬満 | 46 | | |
| 諸病源候論 | 1 | | |
| 刺絡 | 102 | | |
| 心下悸 | 46 | | |
| 心悸 | 46 | | |
| 神経症 | 55, 66, 67, 68, 70 | | |
| 神経性胃炎 | 81 | | |
| 神経性過食症 | 135 | | |
| 神経性心悸亢進症 | 66 | | |
| 神経性やせ症 | 135 | | |
| 神経痛 | 60 | | |
| 神経発達症 | 136 | | |
| 振水音 | 47 | | |
| 真武湯 | 105 | | |
| 水 | 39 | | |
| 随証治療 | 5 | | |
| 水滞 | 39 | | |
| 水毒 | 39, 65 | | |
| 精神安定剤 | 57 | | |
| 精神安定作用 | 17 | | |
| 正中芯 | 47 | | |
| 清肺湯 | 100 | | |
| 咳 | 80 | | |
| 切診 | 41 | | |
| 遷延する下痢 | 59 | | |
| 遷延する軟便 | 63 | | |
| 全身衰弱 | 69 | | |
| 前立腺肥大症 | 88 | | |
| 蒼朮 | 56 | | |

## た行

| | |
|---|---|
| 大黄甘草湯 | 138 |
| 大建中湯 | 76, 109, 138, 139, 148 |
| 大柴胡湯 | 146 |
| 帯状疱疹 | 65 |
| 大青竜湯 | 113 |
| 体力低下 | 69 |
| 胆石 | 68 |
| 胆石症 | 68 |
| 胆道疝痛 | 68 |
| 丹波康頼 | 2 |
| チック | 129 |
| チック症 | 129 |
| 血の道症 | 55, 67 |
| 肘後源候論 | 1 |
| 中耳炎 | 70 |
| 注腸 | 25 |
| 腸間膜静脈硬化症 | 51 |
| 直腸点滴 | 26 |
| 猪苓湯 | 151 |
| 鎮静作用 | 17 |
| つわり | 81 |
| 低血圧症 | 74 |
| てんかん | 66 |
| 桃核承気湯 | 150 |
| 当帰建中湯 | 150 |
| 当帰芍薬散 | 125, 149, 150, 153 |
| 糖尿病 | 141, 152 |
| 糖尿病性腎症 | 142 |
| 東方医学 | 3 |
| 頓服薬 | 68 |

## な行

| | |
|---|---|
| 夏やせ | 83 |
| 2型糖尿病 | 142 |
| 乳児ボツリヌス症 | 23 |
| 乳幼児の鼻閉 | 83 |

| | |
|---|---|
| 尿路結石 | 68 |
| 人参湯 | 144 |
| 認知症 | 86 |
| 妊婦の感冒 | 58 |
| ネフローゼ症候群 | 66, 121 |
| 脳血管障害 | 74 |
| 脳梗塞 | 74 |
| 脳出血 | 74 |
| 脳出血後遺症 | 86 |
| 喉の閉塞感 | 81 |

### は行

| | |
|---|---|
| 排膿散及湯 | 147, 148 |
| 麦門冬湯 | 94 |
| 八綱 | 31 |
| 八味地黄丸 | 120, 151 |
| 発達障害 | 136 |
| パニック障害 | 55, 130 |
| 半夏白朮天麻湯 | 100, 125 |
| 反復性臍疝痛 | 14, 76 |
| 反復性中耳炎 | 11 |
| 反復性腹痛 | 15 |
| 反復性扁桃炎 | 11 |
| 冷え症 | 142 |
| 「冷え」という概念 | 142 |
| ヒステリー | 86 |
| 皮膚炎 | 73 |
| 皮膚化膿症 | 80 |
| 鼻副鼻腔炎 | 99 |
| 皮膚の痒み | 51 |
| 肥満 | 141, 142 |
| 白朮 | 56, 152 |
| 白虎加人参湯 | 120 |
| 表裏 | 31, 34 |
| 疲労倦怠感 | 83 |
| 貧血傾向 | 69 |
| 不安神経症 | 81 |
| 副作用 | 18 |

| | |
|---|---|
| 腹証 | 5 |
| 腹痛 | 68, 70 |
| 副鼻腔炎 | 99 |
| 服薬指導 | 22 |
| 普通感冒 | 10 |
| 普通感冒 | 54, 68, 71, 91 |
| 不眠症 | 66, 67, 86 |
| プラセボ効果 | 154 |
| 聞診 | 41 |
| 変形性膝関節炎 | 52 |
| 弁証 | 30 |
| 弁証論治 | 5 |
| 片頭痛 | 64 |
| 便秘 | 76 |
| 防已黄耆湯 | 53, 152 |
| 方剤 | 4 |
| 方剤の証 | 4 |
| 方証相対 | 5 |
| 望診 | 41 |
| 保嬰撮要 | 1 |
| 保嬰須知 | 2 |
| 保険請求明細書 | 27 |
| 母子同服 | 26, 128 |
| 補中益気湯 | 126, 144, 153 |

### ま行

| | |
|---|---|
| 麻杏甘石湯 | 120 |
| 末梢循環障害 | 60 |
| 曲直瀬道三 | 2 |
| 麻痺性イレウス | 75 |
| 万安方 | 2 |
| 慢性胃腸炎 | 74, 87 |
| 慢性化膿性扁桃炎 | 57 |
| 慢性頭痛 | 64 |
| 慢性腹痛 | 50, 76 |
| 慢性副鼻腔炎 | 99 |
| ミオパチー | 50 |
| 脈経 | 1 |

| | |
|---|---|
| 問診 | 41 |

## や行

| | |
|---|---|
| 夜驚症 | 17, 127, 128 |
| 夜尿症 | 52, 60, 68, 70, 76, 119 |
| 癒着性イレウス | 75 |
| 抑肝散 | 120, 128, 130, 133, 134, 138 |
| 抑肝散加陳皮半夏 | 120, 128, 130, 131, 133, 138 |
| 吉益東洞 | 56 |
| 夜泣き | 17, 70, 86, 127 |

## ら行

| | |
|---|---|
| 蘭方 | 2 |
| 利水薬 | 8 |
| 六君子湯 | 130, 137, 139, 144, 148 |
| 流行性感冒 | 91 |
| 竜胆瀉肝湯 | 151 |
| 苓桂朮甘湯 | 126, 127 |
| 苓姜朮甘湯 | 143 |
| 老人性乾燥性皮膚炎 | 73 |
| 六味丸 | 143 |
| 和田啓十郎 | 2 |
| 和方 | 2 |

# 橋本　浩

昭和 62 年奈良県立医科大学卒業

卒業後は同大学小児科に入局し，小児科・新生児科（NICU）を研修し，国立療養所福井病院小児科にて一般小児科診療，血友病の診療，障害児医療に従事しつつ内科や整形外科病棟の管理当直で経験を積み，その後は診療所にて総合小児科と内科の診療を実践し，平成 19 年 3 月から上海市にてセントミカエル病院（中文名称：上海天檀普華医院）などで，欧米やアジア各国の医師と協力して，日本人のみならず世界各国の人々を対象とした内科，総合診療科，小児科を担当．平成 23 年 3 月に帰国後，北海道の別海町立病院小児科および三重県の伊賀市立上野総合市民病院総合診療科・小児科の嘱託医を経て，平成 27 年 7 月から奈良県の生駒市立病院小児科に常勤医として移籍し，小児科および総合診療科・内科の外来に加え，ER や ICU 管理当直も担当した．

アレルギー疾患をはじめ，血液疾患，感染症，神経疾患，神経発達障害など様々な分野を総合的に診療してきた経験があり，新生児から高齢者まで外来や入院での診療を実践中．産科救急にも対応する新生児科医でもある．

平成 29 年春から，東大阪生協病院にて，小児科，内科および総合診療科の医師として，多彩な診療活動に従事している．

平成 30 年 2 月より八雲町熊石国民健康保険病院　小児科・内科


主な著書：

中外医学社　　　　『かぜ診療の基本』『子どもの心を診る医師のための　発達検査・心理検査入門』『医療従事者のための臨床小児栄養学入門』

ミネルヴァ書房　『暮らしの科学シリーズ 花粉症 治療とセルフケア Q & A』

秀和システム　　『発達心理学がよ〜くわかる本』

日本実業出版社　『早わかり科学史』

風見書房　　　　『お母さんのための小児科講座』

河出書房新社　　『図解だれでもわかるユビキタス』

羊土社　　　　　『ナースのためのパソコン"超"入門』　　　など

小児漢方治療入門         ©

| | | |
|---|---|---|
| 発　行 | 2018 年 3 月 5 日 　　1 版 1 刷 | |
| 著　者 | 橋本　　浩 | |
| 発行者 | 株式会社　中外医学社 | |
| | 代表取締役　青木　　滋 | |
| | 〒 162-0805　東京都新宿区矢来町 62 | |
| | 電　　話　　03-3268-2701（代） | |
| | 振替口座　　00190-1-98814 番 | |

印刷・製本/有限会社祐光　　　　　　　　　　＜ KS・SH ＞
ISBN978-4-498-06922-0　　　　　　　　　　Printed in Japan

**JCOPY** ＜（社）出版者著作権管理機構 委託出版物＞
本書の無断複写は著作権法上での例外を除き禁じられています.
複写される場合は, そのつど事前に,（社）出版者著作権管理機構
（電話 03-3513-6969，FAX 03-3513-6979，e-mail: info@jcopy.
or.jp）の許諾を得てください.